同時にやるから
脳に効く！

「脳トレしながら体操」で認知症は防げる！

島田裕之
SHIMADA HIROYUKI

PHP

はじめに

認知機能・脳の容量アップ！
臨床試験が証明したすごい体操

認知症の人の数は今、全国で500万人近くにまで上っています。しかも認知症になる率は、年齢が上がるほど高くなることがわかっています。

「とすると、年を取ったら認知症からは逃げられないの？」

と、不安に思われるでしょうか？　決してそんなことはありません。

認知症に「なってしまった」後に、もと通りに戻るのは確かに困難です。しかし認知症に「なる手前」で適切に対処すれば、しっかり予防できるものなのです。

では、適切な対処とは具体的に何をすることなのでしょうか。その要素は色々ありますが、もっとも大きな決め手は「運動」です。運動習慣のある人はない人に較《くら》べて、認知症になる率が大幅に低くなるのです。

この本で紹介するのは、運動の中でもとりわけ効果の高い「コグニサイズ」という体操です。この体操はほかのあらゆる運動と違って、認知症を防ぐことを目的に作られたものです。

コグニサイズは、私が所属する「国立研究開発法人　国立長寿医療研究センター」で開発されました。国内外の膨大な研究報告を分析し、我々も臨床試験を重ね、その結果にもっとも効果的と考えられる方法を編み出すことができました。

その方法とは、頭と体を同時に働かせること。計算しながら体を動かすなど「脳トレしながら体操」をすると、認知機能がアップします。脳そのものの容量は通常、年と共に小さくなりますが、それを抑える効果も判明しました。

この体操は、早くから始めるほど効果的です。そして毎日少しずつでも続けることが重要です。つまり体と脳を活性化させる「習慣づけ」こそが、認知症の最強の予防策なのです。

この本を通して、ぜひその扉を開いてください。楽しく体と頭を動かして、明るく充実したシニアライフを迎えましょう！

もくじ

同時にやるから脳に効く！「脳トレしながら体操」で認知症は防げる！

1章　認知症について正しく知っていますか？

2章

認知症を予防する究極の体操

やってみよう

「脳トレしながら体操」

レベル1

3章

認知症を予防する脳活性生活術

1章

認知症について
正しく知っていますか？

85歳以上の日本人の4割は認知症になる可能性あり！

日本人に認知症患者が多い理由

日本における認知症患者の数は、２０１５年時点で約５００万人です。

ちなみにイギリスでの患者数は約82万人。全人口が日本の約半分であることを加味しても、相当な差がありますね。

なぜ日本には、認知症患者が多いのでしょうか。その最大の理由は高齢社会。認知症は、年を取れば取るほどなりやすい病気なのです。

1年間の発症率を年齢別に調べると、65～69歳では０・３％、75～79歳では１・８％、85～89歳では８・７％と、どんどん上がります。

２０２５年には７００万人に！

患者の数も、加速度的に増えています。85歳以上の人たちのうち、４割が認知症を発症していることがわかっています。今後日本の高齢化が進み、後期高齢者（75歳以上）の人口比率が高まれば、いよいよ認知症人口は増えるでしょう。試算によると、２０２５年には７００万人が認知症にかかっていると予測されています。

「恐ろしい！　私もそうなったらどうしよう」と思われたでしょうか？

「もうなっているかも!?　最近、物忘れが多いし」と、不安になったでしょうか？

脳神経細胞は一日10万個ずつ減る

しかし、その物忘れが「おとといの夕飯のメニューが思い出せない」というレベルなら、心配ご無用。それは通常の物忘れの範囲内です。

私たちの脳にはもともと約１４０億個の神経細胞がありますが、これは年と共に減ります。

一日約10万個、１年間で３６５０万個、10年間で３億６５００個の神経細胞が消滅します。年齢と共に忘れっぽくなるのはそのせいです。とはいえ、もともと１４０億個あるのですから、少々減っても生活に支障をきたすことはまず、ありません。

一方、もし「昨晩、夕飯を食べた」こと自体を忘れるとしたら、認知症の可能性があります。この病気は、いったいなぜ起こるのでしょうか。

認知症高齢者は2025年に700万人に増える

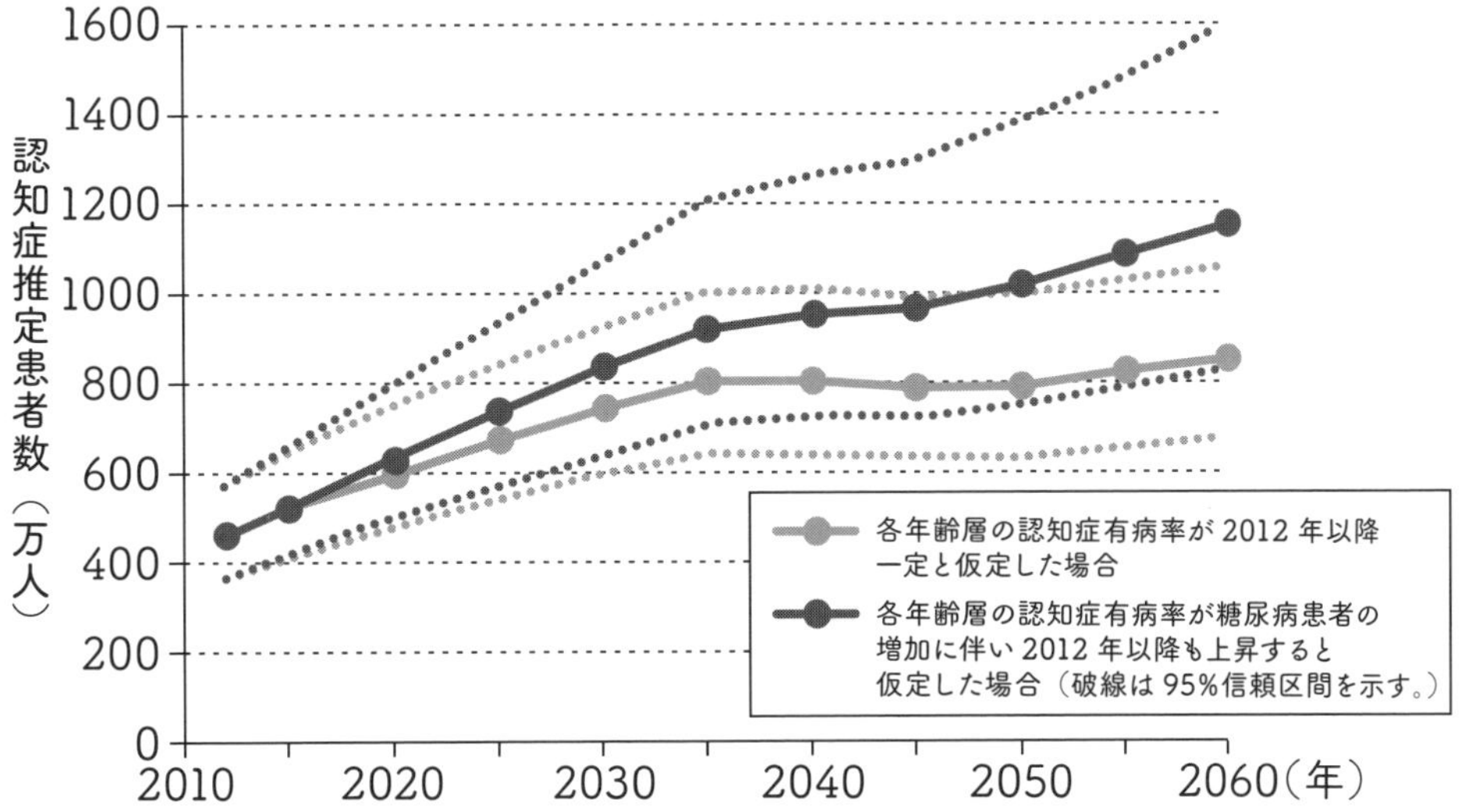

わが国における認知症患者数の将来推計

（厚生労働省の全国調査により報告された2012年の認知症患者数で補正後）

出典：日本における認知症の高齢者人口の将来推計に関する研究
平成26年度総括・分担研究報告書（二宮利治ら）より

原因その①…アルツハイマー型認知症

異常なスピードで脳の神経細胞が死滅し、記憶力や判断力が損《そこ》なわれていく認知症のうち、6割もの原因を占めるのが、アルツハイマー型認知症です。

この病気にかかった人の脳には、「老人斑」と呼ばれるシミができています。その正体は「アミロイドβ《ベータ》」というタンパク質です。この物質には神経細胞を死滅させる毒性があります。また、「タウ」というタンパク質が変化することで神経細胞が萎縮《いしゅく》し、脳全体も萎縮してしまいます。

この二つが真っ先に蓄積するのは「海馬」という、記憶を司《つかさど》る部分です。海馬の機能が損なわれることで「夕飯を食べたという事実を忘れる」レベルの顕著な記憶障害が起こります。

原因その②…脳血管性認知症

認知症のうち約2割の原因を占めます。きっかけは脳梗塞《のうこうそく》・脳出血など。脳内の血管が詰まったり破れたりすることで周辺の脳に酸素や栄養が届かず、脳細胞が破壊されるのです。

ダメージを受けたエリアによって、運動麻痺《まひ》・嚥下《えんげ》障害・譫妄《せんもう》など症状は様々で、あるエリア以外の能力は正常、といった「まだら認知症」が現れやすい傾向があります。良くなったり悪くなったりしながら、徐々に進行していきます。

生活習慣病の延長線上にある認知症とあって、予防策が見えやすいのも特徴です。食事などに気をつけて血管を健康に保ち、高血圧や脂質異常症など、認知症の前兆を改善していくことがベストな対策です。

認知症の種類

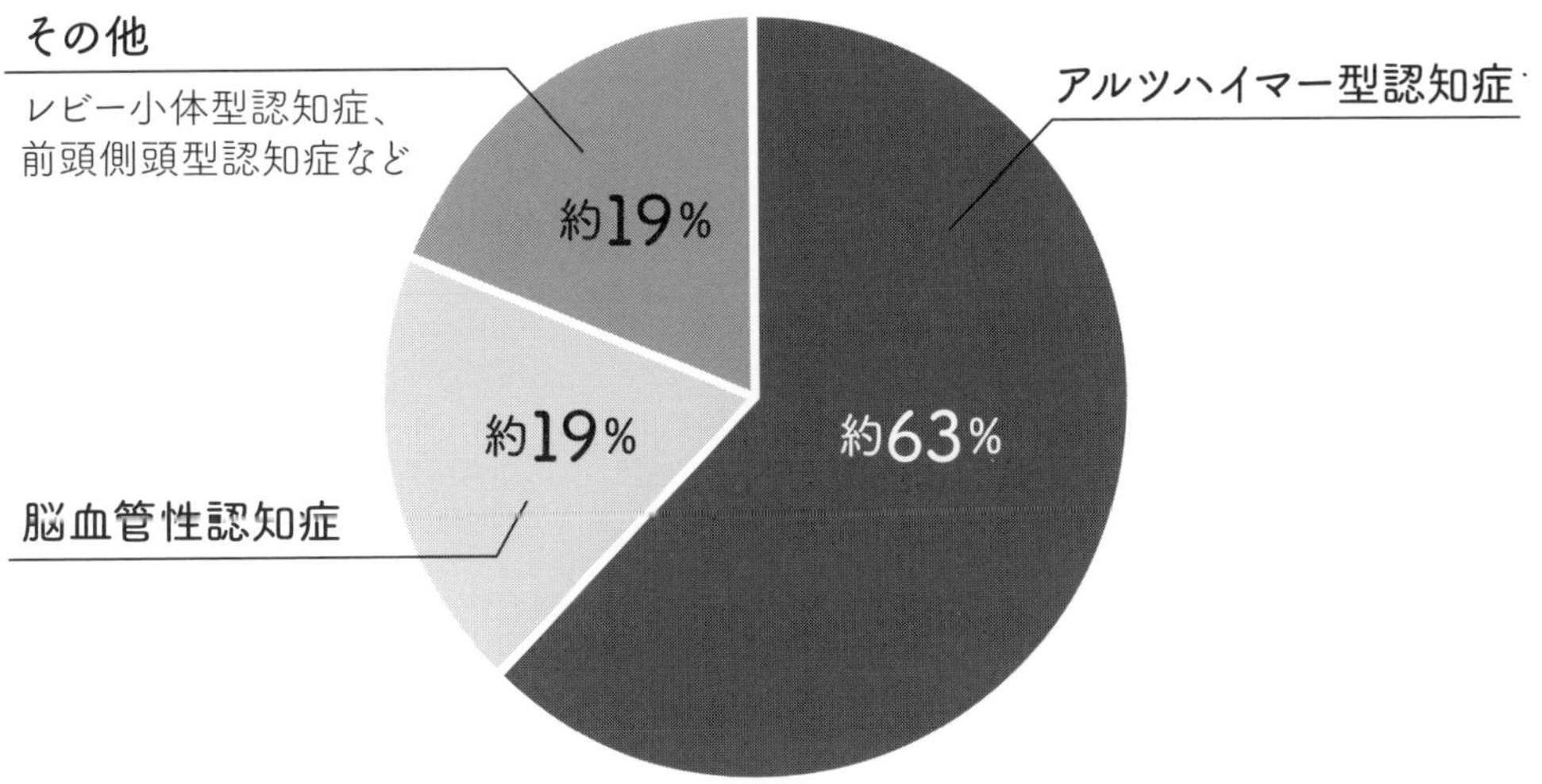

Meguro K. et al, Arch. Neurol. 2002:59:1109-1114より作図

原因その③…レビー小体型認知症など

原因の約2割を占めるのが、レビー小体型認知症。レビー小体とは、「α《アルファ》シヌクレイン」というタンパク質の塊《かたまり》のこと。この物質が大脳皮質に蓄積することで発症し、妄想や幻覚を見やすくなるのが特徴です。「蛇がたくさんいる」など実際は起こっていない現象を訴えたり、壁に向かってしきりに話しかけたりする行動が見られ、ほかのタイプに較べ進行が早い傾向もあります。なお以上の三つのほか、性格変化が初期より起こる前頭側頭型認知症、慢性硬膜下血腫、正常圧水頭症など、血液や髄液が溜《た》まって脳が圧迫されることで起こる認知症も。甲状腺機能低下症や、アルコール依存症が原因になることもあります。

認知症の前兆をセルフチェック！

◆チェックリスト

□最近、外出するのが面倒になってきた
□家事や身だしなみを整えるのがおっくうだ
□家の中でもあまり動かず、テレビばかり見ている
□家電の使用法を覚えるのが面倒
□小銭を出すのが面倒で、ついお札を出してしまう

□人の名前がすぐに出てこなくなった
□一度買ったことを忘れて、同じものをまた買ってしまう
□約束の日時や場所を忘れてしまう
□外出時、鍵や財布をいつも探し回ってしまう
□料理の味つけが濃くなったと言われる

《判定》チェックが三つ以上つけば要注意です。

14ページのリストは、「認知症になりやすい状態」になっているかどうかをチェックするものです。

認知症になりやすいか否かを分ける最大のポイントは、活動量にあります。

外出がおっくう、いつもこなしているはずの家事も面倒、身だしなみを整えるのさえ大変……などと感じている人は、明らかに活動量が減っているはずです。

活動には、体を動かすことだけではなく、頭を働かせることも含まれます。

家電の説明書を読まない、小銭を出さずにお札を出す、などは「頭がものぐさ」になっているサイン。このほか、世の中で問題になっていることや流行していることへの興味が失われるのも、頭の活動量が減っている兆候《ちょうこう》といえるでしょう。

活動量が減ると、生活が単調になり、脳への刺激が減ってしまいます。これが、認知症リスクを上げるモトになるのです。

また、小さな物忘れ症状も放っておくと危険です。加齢と共に物忘れが増えるのはごく自然なことですが、それが「通常の範囲」なのか「認知症の入口」なのかは、とても判別しづらいものだからです。

なお意外なところでは、味覚の低下も認知症のサインといえます。自分が作った料理を食べた家族から「前よりも味が濃過ぎる」と言われたら、黄色信号です。

チェックが三つ以上ついた方は、早めに神経内科や「物忘れ外来」を受診しましょう。早めに手を打つことで、発症を食い止められます。併せて本書で紹介する「脳トレしながら体操」や日常生活の工夫も積極的に行っていきましょう。

こんな病気も認知症に関連している① 「糖尿病」

糖尿病になると認知症リスクは2倍に！

認知症と生活習慣病は深い関わりを持っています。12ページで登場した「脳血管性認知症」は、脳梗塞などの血管のダメージによって起こる症状でしたね。その前段階には、高血圧や脂質異常症などの生活習慣病があります。

生活習慣病の代表格・糖尿病も原因になります。糖尿病は、血糖値（血中の糖分濃度）を下げる働きをするホルモン「インスリン」が機能しなくなる病気ですが、この病気にかかった高齢者は、そうでない高齢者の1・5～2倍も認知症になりやすいのです。

まずは「食べ過ぎ」をストップ

遺伝的な原因などにより、膵臓《すいぞう》でのインスリン製造がスムーズにいかない「1型糖尿病」と、運動不足や過食などによって起こる「2型糖尿病」がありますが、1型は糖尿病患者のうち5％に過ぎません。残り95％を占めるのは、生活習慣病である2型糖尿病です。

したがって2型糖尿病の予防や治療には、生活習慣の改善が不可欠になります。それがひいては、認知症の予防にもつながります。

改善策の筆頭にくるのは食生活です。カロリーを取り過ぎないことが、まずは大切なのです。

和食への切り替えが有効

食事の量を腹八分目に抑え、野菜をしっかり摂《と》って、栄養バランスを整えることが大事です。中でも有効なのが「和食」への切り替えです。私たちアジア系民族はインスリン分泌がもともと少ない傾向があり、糖分多めでコッテリ味の洋食は、膵臓に過剰な負担をかけることになります。そうした食生活を長年続けると膵臓の機能がダウンして、インスリン分泌もストップします。

和食中心の食生活に切り替えれば、野菜もたっぷり摂れ、魚を食べる機会も増えます。とくに良いのが、イワシ、サバ、サンマなどの青魚。青魚の脂に含まれるＤＨＡが「脳に良い」ことは有名ですね。青魚を頻繁に摂る人はアルツハイマー型認知症にかかりにくいというデータもあります。

運動は認知症の最大の予防策

食事と同じく重要なのが、適度な運動によるカロリーの消費です。

ウォーキングなど、無理なく続けられる軽い運動を習慣化することで、糖尿病の予防はもちろん、治療の上でも大きな効果を発揮します。

運動は、糖尿病を防ぐことで認知症も防ぐ、という間接的効果にとどまらず、認知症予防にダイレクトな効果を及ぼします。アメリカでの調査によると、アルツハイマー型認知症発症の最大の危険因子は「身体的不活発」であることがわかっています。運動不足の解消により、その危険を大幅に減らすことができるのです。

運動を通して、生活習慣病と認知症、双方をしっかり予防しましょう。

こんな病気も認知症に関連している②「うつ病」

アルツハイマー型認知症発症の二番目の危険因子

前ページで、アルツハイマー型認知症の危険因子の第一位が「身体的不活発」であるとお話ししましたが、同じ調査で、第二位の危険因子が「うつ」であることもわかっています。

「うつ病」「うつ症状」と程度の差はありますが、いずれも憂鬱《ゆううつ》感や倦怠《けんたい》感、悲観的な気持ちが継続し、活動への意欲が失われていく状態です。

高齢期には、そのきっかけとなる出来事が数多く起こります。大きな病気をしたり、体のあちこちが痛んで動きづらくなったり、さらには友人や伴侶の死がストレスになることもあります。

悲しい気分がさらに悲劇を招く!?

その結果、やる気がなくなる、身だしなみを整えなくなる、部屋に引きこもるようになるなど、非活動的な生活に入り込んでいくケースも少なくありません。そうなると当然、脳への刺激は減ります。この状態が続くと、認知症発症はもう目前。さらにいえば、高齢者のうつ症状は認知症の初期段階、と見なすこともあります。

年齢を重ねると辛いことが増えるのは、変えようがないことです。しかし、それを悲しみ続けていると、「うつ→認知症」というさらなる悲劇を招き寄せてしまうかもしれません。

「笑う」だけでも脳は活性化する

それを防ぐには、生活の中で楽しいことを少しずつでも見つけ出すことです。

友人とおしゃべりをする、散歩をして外気に触れる、きれいな風景を見るなど、ほんの小さなことで構いません。脳に刺激をもたらす機会をこまめに増やしましょう。

もっと簡単な方法としては、「笑う」のも大いにおすすめです。笑うと、脳の神経細胞同士で信号を伝え合う「アセチルコリン」という物質の分泌が高まり、脳が活性化します。

声を出して笑うとなお良いでしょう。脳の血行が促進されることで神経細胞同士を結ぶ「シナプス」が増えたり、神経細胞の数そのものも増加したり、といった好影響が期待できます。

小さなトライで脳をさらに元気に

好奇心を持つことも大切です。趣味やボランティア、勉強なども もちろん良いですが、憂鬱感が強過ぎてできないときは、ごくごく簡単なことから始めるのが得策です。

たとえば、ちょっとした頭の体操や運動をすること。指を少し複雑に動かす、などの小さなゲームに、気軽にトライしてみると良いでしょう。

少し体を動かすだけで、気分は切り替わるもの。遊び感覚がそこに加われば、さらに楽しい気持ちになります。

その中でだんだんと、できなかったことができるようになる瞬間の達成感を味わえればベストです。その機会を日常の中で増やしていけば、「ポジティブ脳」を維持できるでしょう。

「歩く速度の変化」も関係している

動きづらい体も認知症の入口に

ここまでの話から、体を動かさなくなることによる「運動不足」や、単調な生活で脳に刺激が届かなくなる「活動不足」が、認知症を招き寄せることがおわかりいただけたでしょう。

運動不足や活動不足になる原因は、単なる「ものぐさ」から、「悲しい出来事による憂鬱感・うつ症状」などの深刻なものまで色々ありますが、もう一つ、見落としやすい要素があります。それは、身体機能の衰《おとろ》えです。年を取ると、筋肉を構成する「筋線維《きんせんい》」の数が減って筋肉が萎縮し、キビキビ動けなくなります。

秒速1m以上の速さで歩けますか？

加齢による筋肉の衰えは誰にでも起こる現象ですが、それをただ放置していると、身体機能は低下の一途をたどります。そのせいで転倒やケガをする→寝たきりになる→認知症、という道筋ができてしまうのは何としても避けたいところです。

予防策として、体の衰えを早期発見できるバロメーターを紹介しましょう。

それは歩行速度です。**歩く速度が秒速1mを切った高齢者は、その後要介護状態になったり、認知症が起きやすくなったりする**、という調査結果がたくさん出ています。

信号を渡るだけで判定できる！

身体機能が落ちる↓外に出なくなる↓活動量が減る↓さらに体が衰える↓脳の機能まで低下してしまうとなると、まさに負の連鎖です。早めに兆候《ちょうこう》をキャッチするためにも、秒速1m以上で歩けているかどうかをチェックしましょう。

方法は簡単です。信号のある横断歩道を渡るだけで、自分の歩行速度が秒速1mを切っているか否かがわかります。健康な成人の普段通りのペースの歩行速度は、秒速1・3m程度。ですからほとんどの信号は、秒速1mで歩けば渡り切れるように設定されています。歩きやすい服装と靴で、交通量がゆるやかな横断歩道に行ってみましょう。**青になると同時に渡り出し、青の間に渡り切れるなら「合格」**です。

運動量を増やしてリカバーを

逆に、もし途中で青信号が点滅し始めたり、赤に変わってしまったりしたら「不合格」です。しかし、悲観する必要はありません。気づいた時点で対処すれば、十分に巻き返せます。

ここでも糖尿病対策と同じく、「無理のない運動」が有効です。

一番簡単なのはやはり「歩くこと」。毎日コツコツと、少し歩幅をひろげることを意識して歩く機会を増やすと衰えにストップがかかります。ある程度までなら、筋肉量アップも可能。再び秒速1m以上で歩けるようにもなるでしょう。

なお次章で詳しく述べますが、運動には海馬の萎縮を食い止める働きもあります。きちんと体を動かして、脳と体の健康を維持しましょう。

認知症の前段階「ＭＣＩ」って、どんな状態？

約４００万人もの予備軍がいる！

認知症には、発症前の数年間にわたって「助走段階」があります。認知症とまではいかないものの、正常ともいえない、グレーの状態があるのです。これをＭＣＩ（Mild Cognitive Impairment＝軽度認知障害）といいます。

厚生労働省による２０１４年の調査では、全国で該当するのは約４００万人。認知症人口と同じくらい――とはいわないまでも、やや少ないだけの「予備軍」がいるのです。要介護状態にない＝健康とされる高齢者のうち、17～20％が該当するという調査結果も出ています。

判定テストで発症がわかる

ＭＣＩかどうかを調べるツールの中でもっともポピュラーなのは、認知症検査にも使われる「ミニメンタルステート検査（ＭＭＳＥ）」です。30点満点で、「１００から7を繰り返し引いていく」などの問題に答えるテストです。23点以下なら認知症、27点以下ならＭＣＩの疑いありとされます。ほか、ＭＭＳＥの詳細版である「３ＭＳ」や、ＭＣＩの判定に使われる「ＭｏＣＡ」など様々なテストがあります。ＭｏＣＡも30点満点で、25点以下ならＭＣＩの疑いありと判定されます。

ＭＣＩの4つのタイプとは？

ＭＣＩと判定される条件は三つあります。

①本人もしくは家族から変調の訴えがある
②認知機能の低下はあるが、認知症ではない
③身の回りのことは自分でできている

目立った異常はないものの、認知機能が落ちているＭＣＩ。その「認知機能」にも、いくつもの要素があります。記憶、言語、視空間認知・注意・実行機能など。このうち記憶障害のあるものが「健忘型ＭＣＩ」、それ以外に障害のある人は「非健忘型ＭＣＩ」。さらに健忘型は「記憶障害だけ（単一領域）」と「記憶以外にも障害あり（多重領域）」に、非健忘型も単一領域と多重領域の二つに分類されます。つまりＭＣＩには四つのタイプがあるのです。

MCIの4つのタイプ

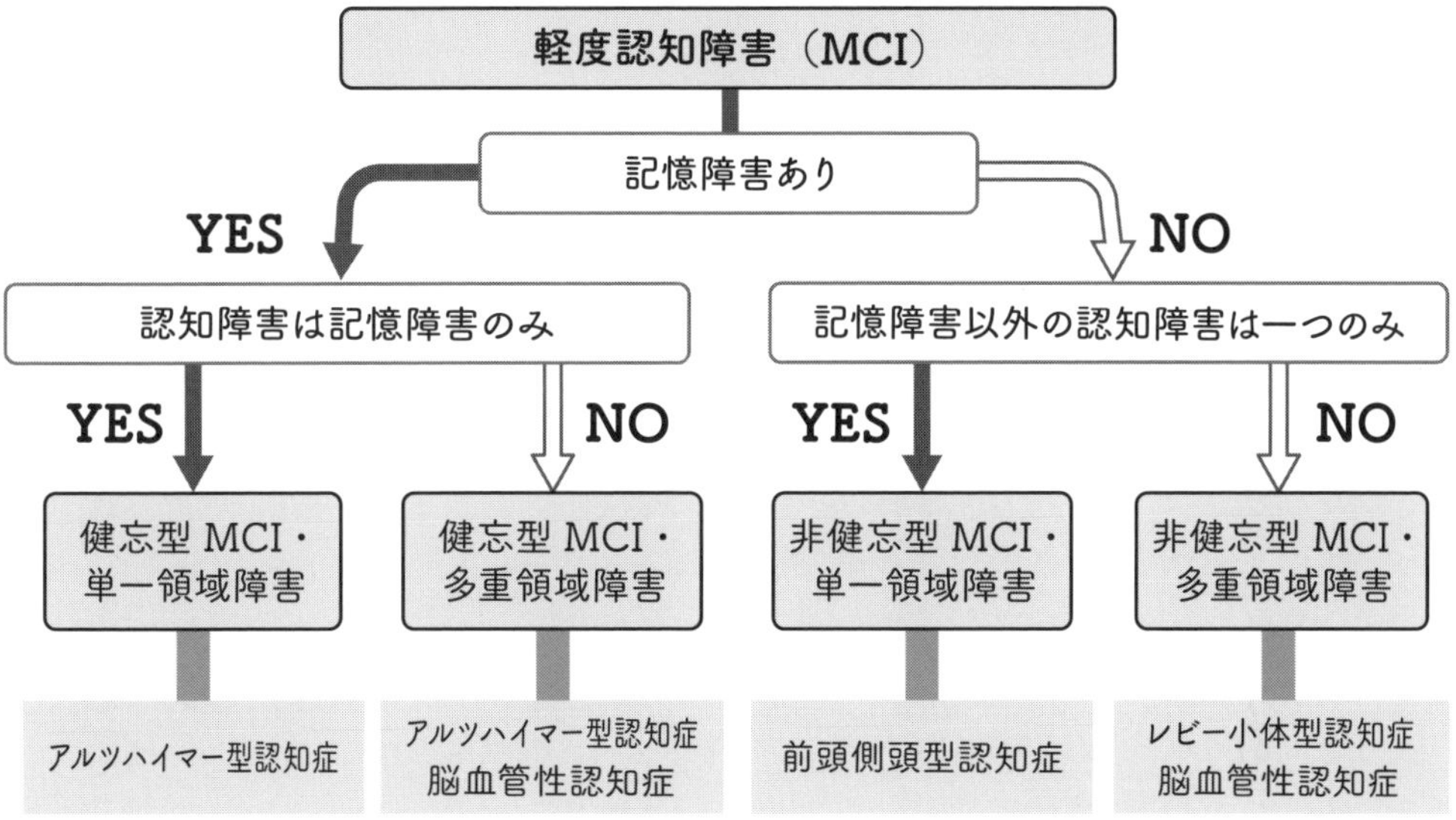

常に警戒して、早期発見しよう

このうち、発見しやすいのが前の二つの健忘型です。物忘れが激しくなるため、本人も周囲も「これはおかしい」とすぐ気づけるのです。

対して非健忘型は、「会話や反応のスピードが少し落ちたかな？」という程度なので、通常の老化現象として見落とされがちです。

しかし前述の通り、健康に見える高齢者でも約2割がMCIの状態にあります。

身近な脅威であることをきちんと認識して、「もしかして私も？」と警戒態勢を整えましょう。そして、少しでもおかしいと思ったら早めに医療機関に行き、テストを受けましょう。

発見が早ければ早いほど、認知症にならずに済む確率が高まります。

MCIの10人に1人が毎年認知症に

MCIをいかに早い段階で発見できるか。それこそが認知症になるか否かの分かれ目です。

MCIになった人のうち、1年間に10％の人が認知症を発症します。対して、正常な認知機能を持っていた人のうち、発症するのは年間1～2％。MCIがいかに危険信号であるかがよくわかる数字ですね。

しかし早期発見すればするほど進行は止まりやすく、回復する可能性も高くなります。

正常に戻る率は、前ページで登場した「4タイプ」で差があります。

MCIの判定を受けて改善策をとり始めた人が、2年後に認知障害がない状態にまで回復する率は、次の通りです。

発見が早ければ2人に1人が回復できる

「健忘型／単一領域」↓44・4％
「健忘型／多重領域」↓10・9％
「非健忘型／単一領域」↓31・0％
「非健忘型／多重領域」↓5・0％

この結果を見ると、多重領域より単一領域、非健忘型より健忘型のほうが高い回復率を示していることがわかります。

中でも、「健忘型／単一領域」の高さは際立っています。約44％、つまり約2人に1人もの高確率で回復しているのです。

異変が目立ちやすい健忘型はそれだけ早期発見しやすいため、単一領域から多重領域へと進行する前に受診して手を打つことができた、と考えられます。

理想的な「第三の道」をたどるには？

MCIは「治り方」にも種類があります。大まかに分けると、その種類は三つ。

①早期発症型：MCIから回復せず、ズルズルと認知症へ移行してしまうタイプ。

②遅延発症型：MCI状態がズルズルと続き、ゆるやかに認知症になるタイプ。

③非発症型：MCIが長々と続くか、もしくは正常な状態へ回復し、認知症になることなく寿命を迎えられるタイプ。

③の道をたどるにはもちろん早期発見、そして早めの対処が必要です。

その対処とは何度か述べた通り、生活習慣の改善。中でも大事なのは適度な運動です。衰えかけた認知能力を、運動で方向転換させましょう。

「頭を使う」「体を使う」ことは認知症予防に効果的

「三つの活動」で認知症を防ごう

認知症の中で6割を占めるアルツハイマー型認知症、2割を占める脳血管性認知症が生活習慣病と深くかかわることはご存じの通り。生活習慣病と同じ対策をとれば、8割の認知症に対して、有効な予防策になるのです。たとえば食生活を改善して肥満や高血圧を解消すること、アルコールやタバコを控えること。そして最大の対策が、「活動的なライフスタイル」です。活動には、三つの側面があります。それは「身体的活動」「知的活動」「社会的活動」。この三者をバランスよく生活に取り入れることが大切です。

「習慣づけ」で発症リスクが半分に

一定数の高齢者を数年間にわたって観察した海外の研究によると、読書や勉強や絵を描くなどの「知的活動」を毎日行う高齢者は、行わない高齢者に較べて発症の危険度が0・54＝約半分にとどまっています。

「身体的活動」、つまり運動なら0・41、友人との交流など「社会的活動」なら0・58。また、ボランティアや料理など、何かを生み出す活動をしている人も0・58でした。ただしいずれも「毎日」でなければ効果は期待できません。毎日の習慣として定着させることが不可欠といえます。

運動は「体と心」の両方に効く

この結果からは、活動の中でも「身体的活動」の効果がとりわけ高いこともわかります。

なぜ運動は、ここまで好影響をもたらすのでしょうか。そこには様々な要因があります。

運動をすると、糖尿病の原因になるインスリン分泌の低下がストップします。脳の血流量や栄養素が増加して脳神経細胞がつながりやすくなり、脳の萎縮も防止できると考えられます。

体を動かした後は、睡眠が深くなる効果も。おかげで目覚めはスッキリ、キビキビ行動できて、ますます活動的になれる、という好循環が生まれます。倦怠感やうつ症状にも多大な効果をもたらすでしょう。すると「社会的活動」にも積極的に参加でき、相乗効果が期待できるのです。

「マルチタスク」こそ最強の予防策

運動の種類は「同じ内容を一つだけ」ではなく、ウォーキングと水泳など、複数の種類を組み合わせるのが有効であるとわかっています。そして、それよりも良い影響が見られるのが「マルチタスク」。別のことを同時に行う運動です。

MCIの高齢者に運動を実践していただいて効果を調べる研究は国内外に多数ありますが、記憶力が向上したという報告はありませんでした。

ところが、私たちの研究チームが行った臨床試験では、**頭と体を同時に動かす「マルチタスク」の体操で記憶力の向上が確認できました。**その体操こそが「コグニサイズ」です。そのメカニズムと実践法を、次章で詳しくお話ししましょう。

認知症になる前に、グレーゾーンの段階で回復を目指そう

10代で運動した人は低リスク!?

コグニサイズの説明に入る前に、早期対処の重要性についてもう一つ補足しましょう。

人生の時期ごとに、どれだけ体を動かしたかによって認知症発症への影響は変わります。10代でたくさん体を動かしていた人は、認知症になるリスクが一番低いという研究結果もあります。

ただし10代に運動量が少なくても、その後の活動量が多ければやはりリスクが低くなることがわかっています。

つまり、気づいた時点ですぐに運動の習慣を持つこと、これが認知症予防に役立つのです。

発症の20年前から前兆が始まる

認知症は実は「年を取ってからなるもの」ではなく、そのはるか前から助走が始まります。

アルツハイマー型認知症を引き起こすアミロイドβが脳に溜まり始めるのは、なんと症状が現れる「20年前」。ＭＣＩの兆候が現れるのは、認知症になる「数年前」ですが、実はそれよりずっと手前に、スタート地点があるのです。

そのスタートを切ってしまった状態を「プレクリニカルＡＤ（preclinical Alzheimer's disease）」といいます。早い人は、40代からこの兆候が見られます。

高齢期の手前から対策を

プレクリニカルとは「医学の手前の段階」という意味です。プレクリニカルADになっていたとしても、記憶力や言動にまったく問題は現れません。MMSEなどの認知症テストを受けても、高い点数を取ることができます。

しかし脳の中では、アミロイドβが蓄積し始めているのです。

いわば、白に限りなく近いグレーゾーンであり、まったく気づかないうちに助走が始まっているという怖い状態なのです。

動物実験では運動によってアミロイドβを分解する酵素（ネプリライシン）が発現してアミロイド蓄積をおさえる可能性が示されています。

「すぐ始める&続ける」が鉄則！

まだ物忘れが始まっていない方々も、積極的に運動に取り組んでいただきたいところです。

一方、これまで運動をしないまま高齢期に入った人が「今さらもう遅過ぎる」などと早々にあきらめてしまうのも禁物です。次章から詳述するコグニサイズを、すぐ実践しましょう。

危機感を持ったらすぐ始める、そして続ける、これが一番です。

加えて、体操を楽しむことも大切。楽しい気分になることも、認知症を防ぐ重要な秘訣だからです。

「脳トレしながら体操」を通して、認知症の芽を根こそぎ摘み取りましょう！

column

「禁煙」「歯磨き」と認知症の意外な関係

「タバコのニコチンが認知症のリスクを下げる」という説が、一時期注目されました。しかしこの説はその後、完全に間違いだったことが判明しています。

逆に、喫煙はアルツハイマー型認知症の危険を高めます。17ページで紹介したアメリカの様々な「危険因子」の研究では、一位が身体的不活発でしたね。実は、二位がうつで、喫煙は、それに次ぐ第三位なのです。

動脈硬化や脳梗塞を引き起こしやすくなるという意味では、脳血管性認知症の間接的原因にもなりえます。

喫煙は歯周病を招きやすいこともよく知られています。喫煙しない人でも、歯の健康にはよく注意しましょう。

歯の本数が少なくなればなるほど、認知機能が低下します。歯を一本失うと、それだけ脳への刺激が減るからです。

毎食後の歯磨きに加え、歯科に通ってこまめに歯石を取ってもらうのがおすすめ。食べ物をしっかり噛める健康な歯で、認知機能をキープしましょう。

2章

認知症を予防する究極の体操

究極の「脳トレしながら体操」コグニサイズとは

認知症予防のための専用の体操

コグニサイズとは、認知を意味する英語「コグニション」と、運動を意味する英語「エクササイズ」を組み合わせて作った言葉です。

つまり、認知症予防を目的として開発された体操ということです。

開発したのは、私が所属している「国立研究開発法人　国立長寿医療研究センター」の専門家チーム。国内外の多数の研究結果を分析し、それに加えてセンター内でも数々の実験と観察を重ねた末に、脳の活性化をもっとも効果的に引き出せる体操が生み出されました。

「同時並行」だから脳に効く

コグニサイズの最大の特徴は、「運動」と「認知課題」を同時に行うことです。

認知課題とは、「１００から７ずつ引いていく」「数を数えて、３の倍数のときだけ動きを変える」などの、頭を働かせる課題のこと。

慣れない間は体だけを動かし、だんだん認知課題も取り入れて、スムーズにこなせるようになることを目指します。

体を動かすだけでも、運動機能を司る脳が働きます。同時並行で思考をすると、脳はさらにフル稼働し、効果的なエクササイズになるのです。

「ちょっと難しめ」がちょうどいい

コグニサイズの運動や認知課題は、高齢の方には「ちょっと難しめ」に設定されています。

少しだけ息が弾むくらいの全身運動が中心ですが、日ごろ運動不足の方は「きつい」と感じることもあるかもしれません。

認知課題も、あまりに簡単過ぎては頭の運動にならないので「少し考えないとわからない」レベルになっています。

また、進むにしたがって、基本の動きを組み合わせた応用形へと変化していきます。慣れてしまうと頭の体操にならないので、だんだんレベルアップしていくのです。常に「少しだけ難しいことにトライする」状態を保つのが、効果を発揮させる秘訣です。

間違えて当たり前、と気楽に構えよう

コグニサイズをしていて「できない」「難しい」と感じるのは当たり前。ガッカリする必要はありません。「息が切れるわ～」「また間違えちゃった！」と笑いつつ、楽しんで行いましょう。

コグニサイズにはリズミカルな動きや遊び心のある仕かけが満載。いずれも「1、2、3……」と声に出して数字を数えながら行いますが、「3の倍数のときだけ声を出さず別のことをする」など、ゲームのような面白さもあります。

なお、発声はハキハキと大きな声で行うのがコツ。おなかから発声すれば、運動効果が増します。口を動かせば表情筋を使うため、普段の表情も豊かに美しくなります。一石二鳥、三鳥の効果を、ぜひ実感しましょう。

「脳トレしながら体操」が脳に与える数々の良い影響とは

運動で海馬が元気になる!

運動は、脳の中にある記憶を司る場所である「海馬」の萎縮を防止する効果がある、という話を1章で述べました。

なぜそうなるのかについてはまだ解明されていない部分も多いのですが、現在判明しているのは、「BDNF(脳由来神経栄養因子)」という栄養素が関係している、ということです。

この栄養素は脳の神経を保護し、成長させるタンパク質です。運動をすると、海馬でBDNFが分泌され、それによって新しい神経細胞の産生や、神経細胞同士の結びつきが増えるのです。

筋肉から出る物質が脳を良くする

BDNFは、加齢によって少しずつ減少します。しかし1年間にわたって運動を続けると、この量が増加すると共に、海馬の容量までもが増えた、という報告もあります。

この理由として考えられるのが、筋肉から出る「FNDC5」という名のタンパク質が脳に及ぼす作用です。

筋肉を働かせるとこの物質が出やすくなり、それが海馬に働きかけることでBDNF産生が促進される、ということが判明しています。

有酸素運動に頭の体操を加えると……

運動によって増える物質はほかにもあります。「ネプリライシン」という物質は、アミロイドβを分解する作用をもたらします。つまり、脳にこびりつくアミロイドβを壊して、排出できるようになるのです。ただし、この効果が現れやすい運動と現れにくい運動があります。たとえば、少し息が上がる程度の全身運動です。「有酸素運動」と、筋肉をジンワリ伸ばすだけの「ストレッチ」を較べると、有酸素運動のほうが認知機能がアップしやすいことがわかっています。コグニサイズは、この有酸素運動に加えて、頭の運動も同時並行で進めます。このマルチタスクにより、さらなる認知機能アップが見られることが、比較研究によって明らかになっています。

MCIからの明らかな回復効果

その研究とは、私たち国立長寿医療研究センターが愛知県大府市と共同で行ったもの。

ＭＣＩの方々を「コグニサイズ教室に参加するグループ」と「健康講座を受けるグループ」に分けて、10カ月後に認知機能や脳の状態を調べたところ、結果は歴然としていました。

健康講座を受けた方々は、認知機能にさほど変わりはなし。そして海馬周辺の脳は、残念なことに萎縮が進んでいました。

一方**コグニサイズをした方々は、記憶力を含めた認知機能が大幅に改善。海馬の萎縮が止まり、中にはもとに戻った方や、脳全体の容量が増えたケースもありました**。ＭＣＩから認知症に進む流れを、コグニサイズが食い止めたのです。

転倒防止にも効果が期待できる

筋力が強いと認知症リスクが半分以下に

コグニサイズのメリットは、脳への好影響だけではありません。毎日運動する習慣がつくことで、運動機能が向上することも大きな利点です。キビキビと体が動くようになれば、それだけ認知症を遠ざけることができます。

筋力が高い高齢者は、筋力の低い高齢者と比較すると、アルツハイマー型認知症になるリスクが43％減少するという研究結果があります。また、足の機能の低下がある高齢者は、そうでない人に比べて2・3倍もアルツハイマー型認知症になりやすいこともわかっています。

転倒は認知症の入口になりやすい

筋肉から出る物質が海馬に働きかけることによって脳の萎縮が防止される、ということはすでにお伝えした通り。よく動く筋肉は、脳に良い影響をもたらすのです。

また、筋肉がきちんと動けば、認知症のきっかけを未然に防ぐこともできます。

きっかけになりやすいのは、転倒をはじめとする、思わぬケガです。転んで頭に外傷を負ったことで認知症になるケースは多数あります。頭でなくとも、足や腰を痛めて寝たきりになり、それが認知症につながることも多々見られます。

小さな段差が命取りになる⁉

転倒の危険性は思わぬところに潜んでいます。「カーペットの厚み」など、若いころならばまったく危険でなかった段差が、高齢者にとってはつまずきやすい場所になるのです。

それは「爪先を持ち上げる力」などの、足の機能が低下するせいです。小さな段差はもちろん、ときには何もないところで転んでしまう危険性も大きくなります。

寝たきりになるような重い外傷を負わなかった場合でも、油断はできません。精神的なショックにより外に出ることが怖くなり、閉じこもることで脳への刺激が減って認知症に、という流れもよくあるケースだからです。それを防ぐためにも、筋力をつけることが必要なのです。

無理せず徐々に体を慣らそう

ほか、転倒の原因になりやすいのが肥満です。体重を支えきれずに転んでしまうと、ダメージも甚大です。コグニサイズで肥満を解消すればその危険を防げる上に、生活習慣病対策にもなり、見た目も若返り、いいことずくめです。

ただし太り過ぎている人や、運動不足が長年続いていた方は、最初は軽い運動から始めることが大切です。無理をして体操中にケガ、などということになれば、まさに本末転倒です。

45ページから始まるコグニサイズの実践編は、座ってできる無理のない体操から始まります。順番にこなせば徐々に体を慣らせます。

実践に備えて、まずは次ページのチェックで、体の現状と目標値を確認しましょう。

自分に合った運動強度を知ろう

体に負担をかけ過ぎず安全に、かつ確実に効果を出すことが大切。弱過ぎず強過ぎない、自分に合った運動強度を知りましょう。

心拍数で最適な運動強度を確認

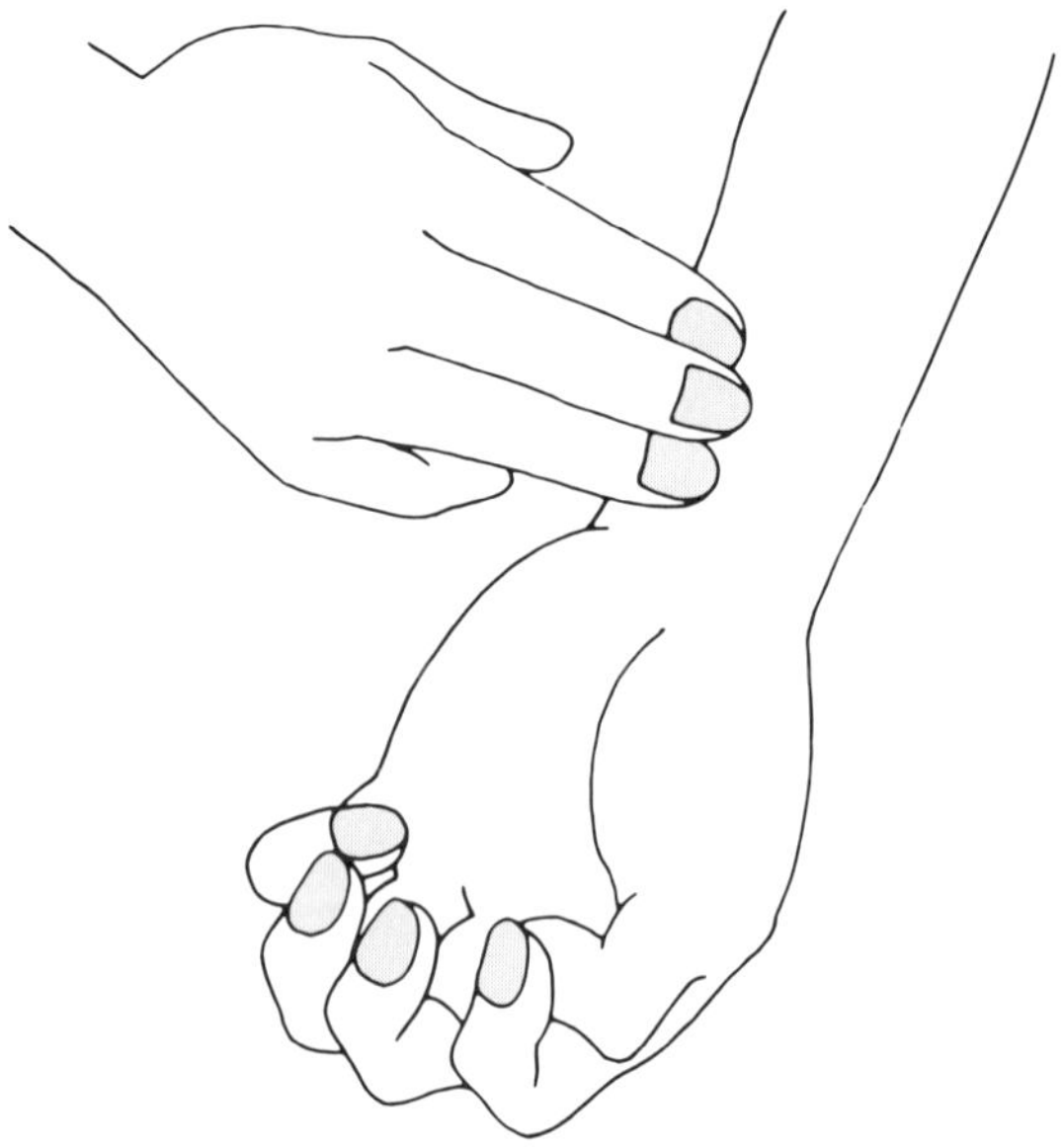

まず10分ほど安静にし、片方の指３本をもう片方の手の付け根に当てます。時計を見ながら、15秒間に何回脈打つかを確認し、その数を４倍しましょう。この「安静時心拍数」を、①の空欄に書き込みます。

①安静時心拍数

②最大心拍数：207－（年齢×0.7）

この式で、心拍数の上限がわかります。この心拍数を超えないことが必須です。

③予備心拍数：②－①

最大心拍数と安静時心拍数の差を確認します。

④目標心拍数：③×０．５＋①

③の半分、つまり50％を①に足した心拍数が、初心者向けの運動強度の目安です。

目標心拍数

	年齢（歳）		65	70	75	80	85	90
運動強度 50% 初心者は まずここから	安静時 心拍数 （回／分）	60台	111	109	107	106	104	102
		70台	116	114	112	111	109	107
		80台	121	119	117	116	114	112
運動強度 60% 少し レベルアップ	年齢（歳）		65	70	75	80	85	90
	安静時 心拍数 （回／分）	60台	121	119	117	115	113	110
		70台	125	123	121	119	117	114
		80台	129	127	125	123	121	118
運動強度 70% ここまで できれば完璧	年齢（歳）		65	70	75	80	85	90
	安静時 心拍数 （回／分）	60台	131	129	126	124	121	119
		70台	134	132	129	127	124	122
		80台	137	135	132	130	127	125

《あなたの目標値》

1 ＿＿＿＿＿＿＿＿＿＿

2 ＿＿＿＿＿＿＿＿＿＿

3 ＿＿＿＿＿＿＿＿＿＿

右ページで出した④の目標心拍数は、運動強度50％のもの。初心者にはこれが最適ですが、慣れてきたら徐々にアップしましょう。上の「強度60％」や「強度70％」の表に自分の年齢と安静時心拍数を当てはめ、より高いレベルにもチャレンジしてみましょう！

「脳トレしながら体操」がうまくいく10のポイント

①毎回必ずストレッチ

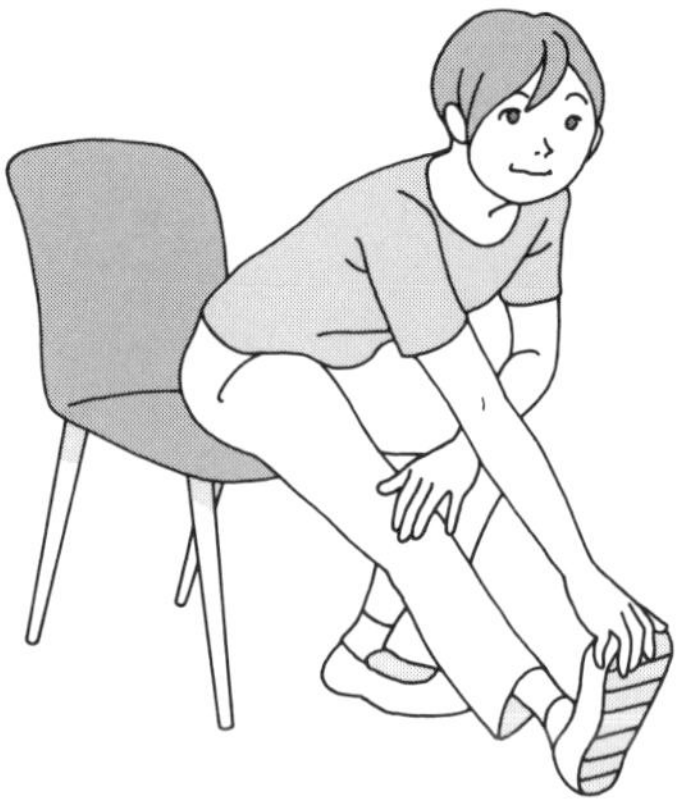

ケガを防ぐため、事前のストレッチは必須です。毎回、始める前には42、43ページを参考に筋肉をしっかり伸ばしましょう。

②水分補給を忘れずに

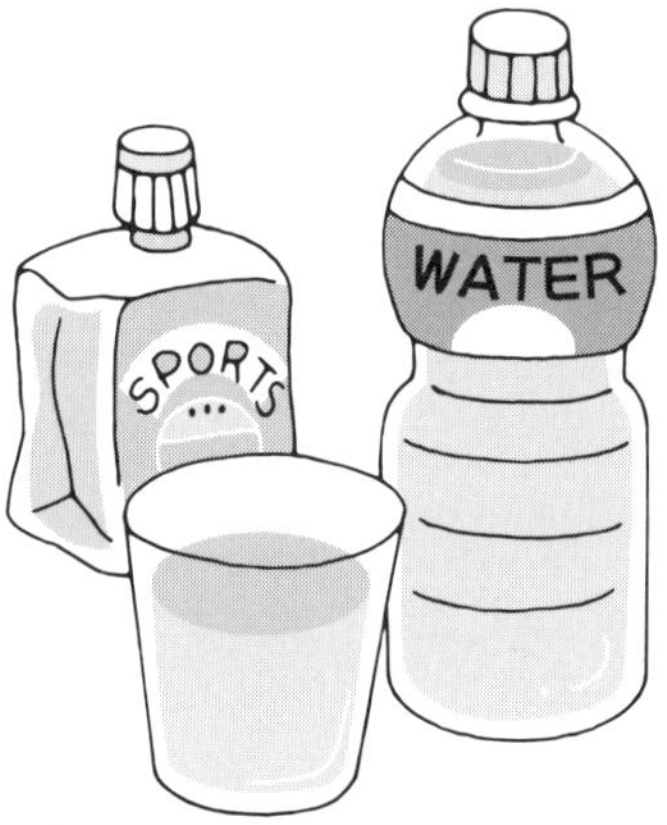

汗をかくので、脱水症に注意。水やスポーツ飲料のボトルを近くにおいてこまめに飲みましょう。とくに夏場は多めの補給を心がけて。

③すぐにつかまれるもののそばで行う

立って行う運動は、丈夫なテーブルなど、すぐつかまれるものの近くで行うこと。転倒にはくれぐれも注意！

④無理は厳禁！

いきなり強度の高過ぎる運動をするのはケガのモト。無理は絶対にしてはいけません。「少し息の上がる程度」を目安に、楽しみながら行いましょう。

⑤痛い動きはすぐ中断

動いていて「痛い」と感じたらすぐにストップ。無理のない動きに切り替えましょう。

⑥簡単なものから順々にトライ

46ページの「座ったまま足踏み」からスタートし、「慣れてきたな」「簡単にできるようになったな」と思ったら次に移りましょう。

⑦短時間でも必ず毎日行う

毎日行うのが、効果を出す秘訣です。まずは「一日5分×2週間継続」を目標に。慣れてきたら少しずつ時間を延ばしましょう。

⑧慣れたら複数の種目を

最初は一日に「1種目・5分」でも構いませんが、慣れてきたら「2~3種目・計20分」を目標に。うち1種目は、筋肉を動かすメニューを積極的に取り入れましょう。

⑨ときどき脈拍を測って強度を確認

毎回でなくともよいので、コグニサイズの後に心拍数を測り、39ページの表と照らし合わせて「50%」「60%」「70%」のうちどの強度になっているか確認を。最終的には70%を目指しましょう。

⑩とにかく継続、習慣化を!

ずっと続けることが最大の決め手です。一日のうちいつ行ってもOKですが、タイミングは決めておいたほうが続けやすいでしょう。「朝の家事が一段落したら」「夜寝る前に」などと決めておくと、習慣化もスムーズです。

「脳トレしながら体操」を行う前の体のほぐし方

毎回、コグニサイズの前に筋肉と関節をしっかりストレッチすることでケガを防ぎます。息を吐きながらゆっくり行いましょう。

1足うら

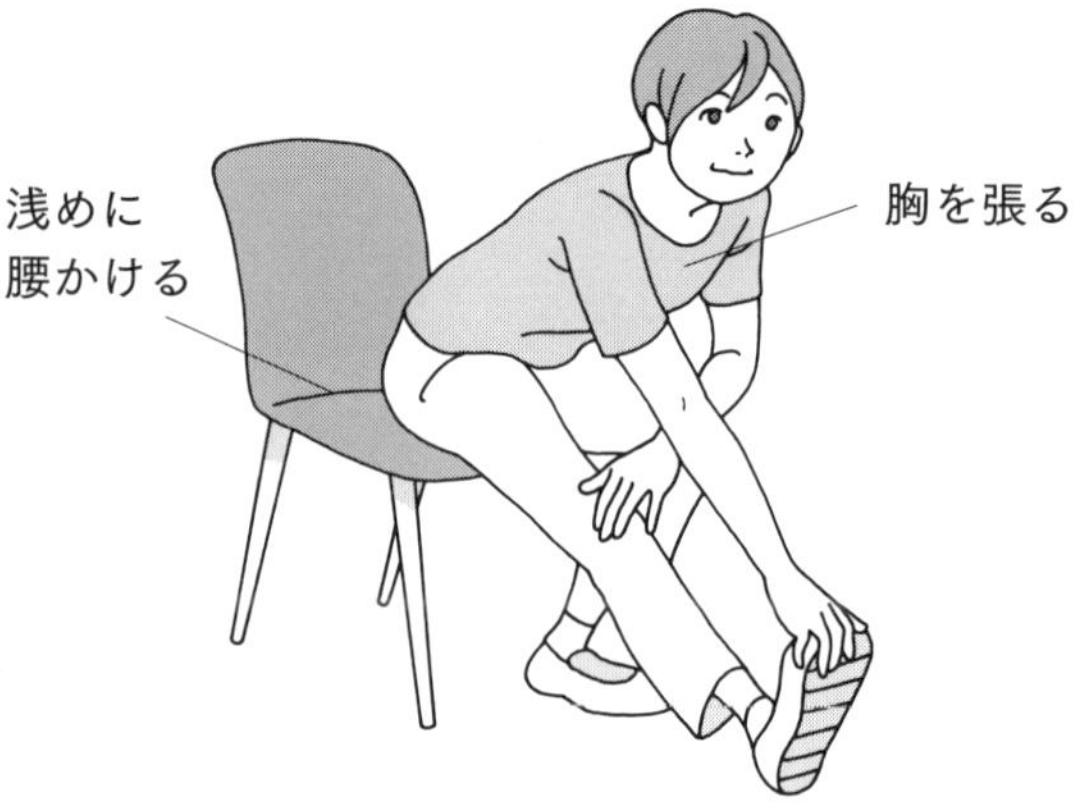

①椅子に浅めに腰かけます。
②片足を伸ばして上半身を前へ。腰を丸めず、胸を張ったまま倒しましょう。
③10秒ほどゆっくり倒したら、もう一方の足も同様に。

2太もも伸ばし

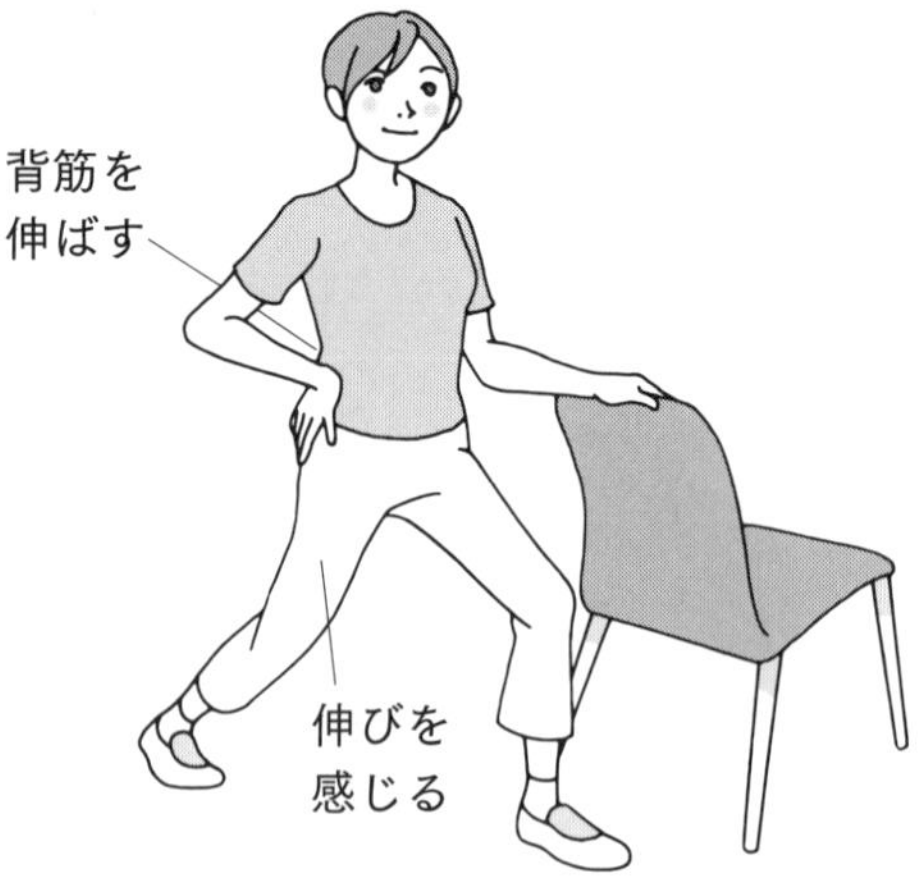

①椅子の背を片手でつかみ、片足を前に出します。
②背筋を伸ばしたまま腰を落とし、太ももの前側の伸びを感じながら10秒キープ。
③足の左右を交替して、同じように10秒。

③アキレス腱伸ばし

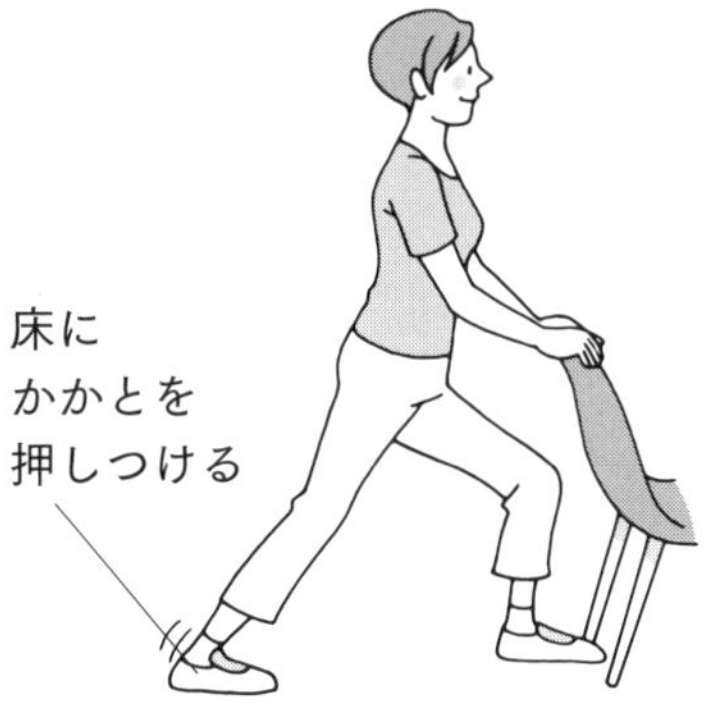

①椅子の後ろに立って背もたれを持ち、足を前後に開きます。
②腰を落とし、後ろ足のかかとを床にしっかり押しつけます。
③10秒キープしたら、足の左右を交替して同じように伸ばします。

④お尻のストレッチ

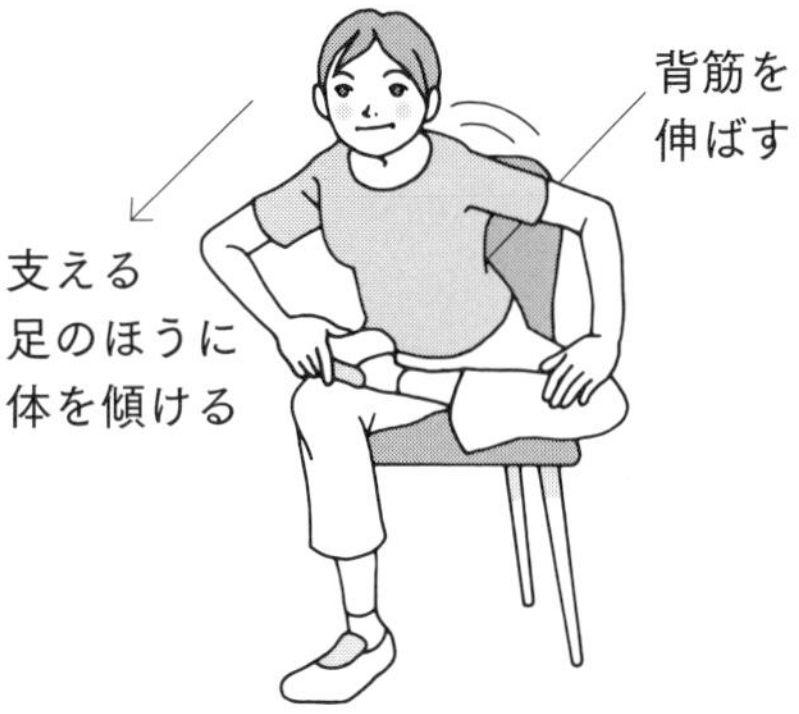

①椅子に腰かけて、片方の足をもう片方のひざに乗せます。
②背筋を伸ばしたまま、支えている足のほうに体を傾けて、10秒キープ。
③足を組み替えて、同じように体を傾けます。

⑤肩と背中のストレッチ

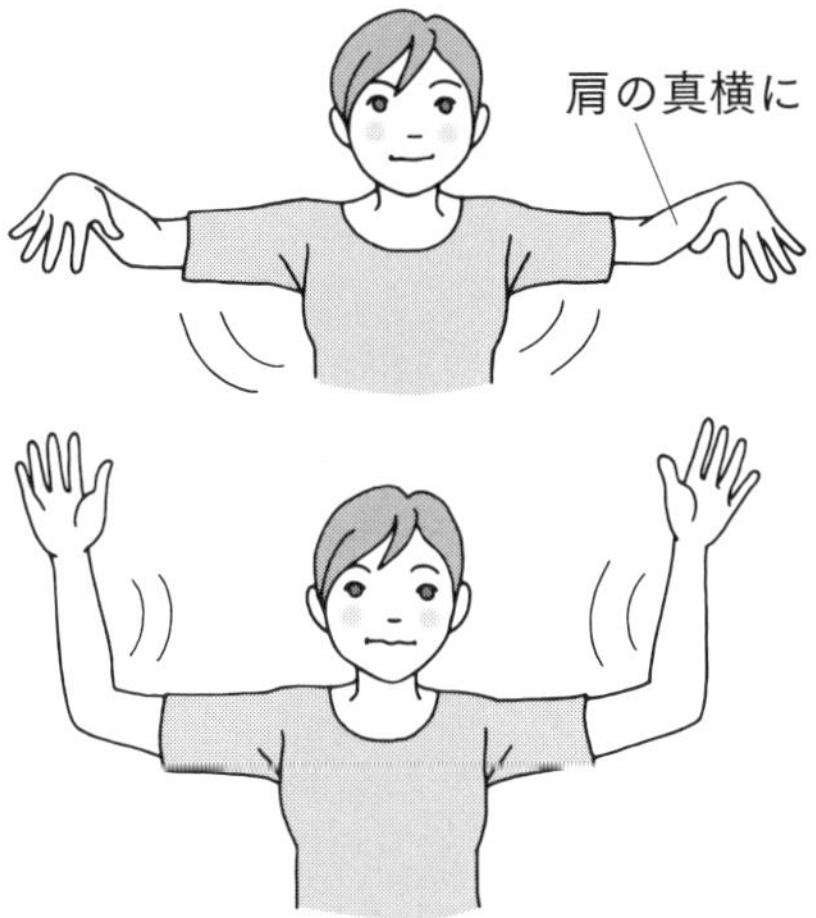

①背筋を伸ばし、肘を90度に曲げて、肩の高さまで真横に開きます。
②肩と肘の高さはそのままに、手を真上に上げます。

⑥胸・肩・腕のストレッチ

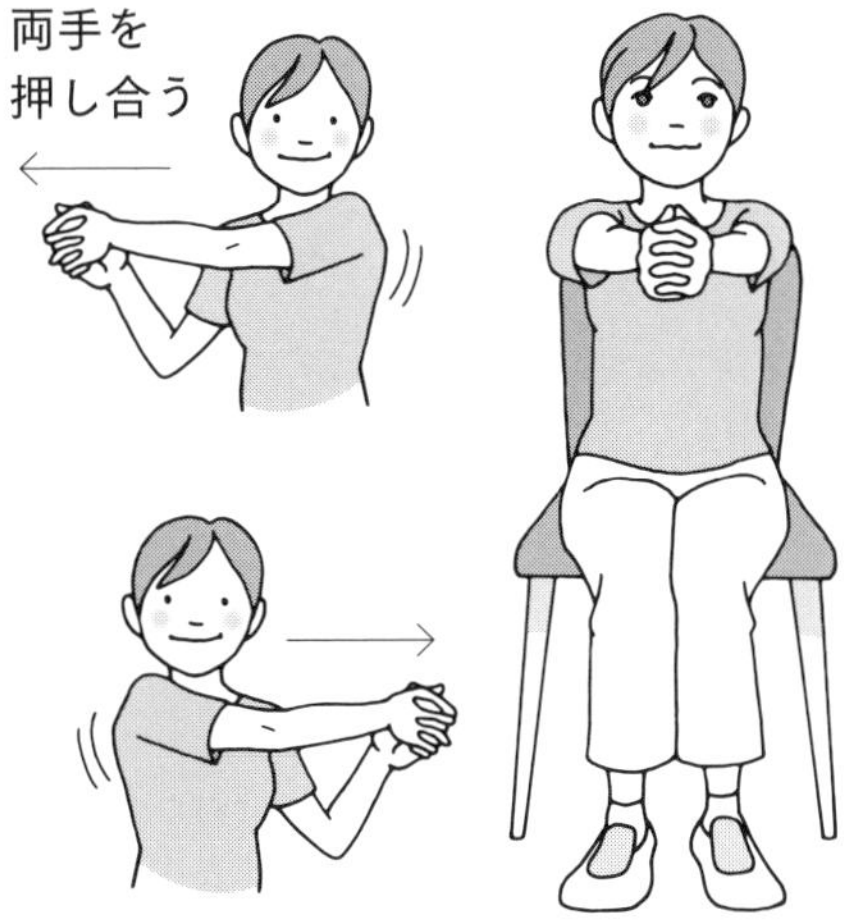

①両腕を前に伸ばし、手を組みます。
②両手を押し合いながら、左右に伸ばします。

姿勢の正し方

座る

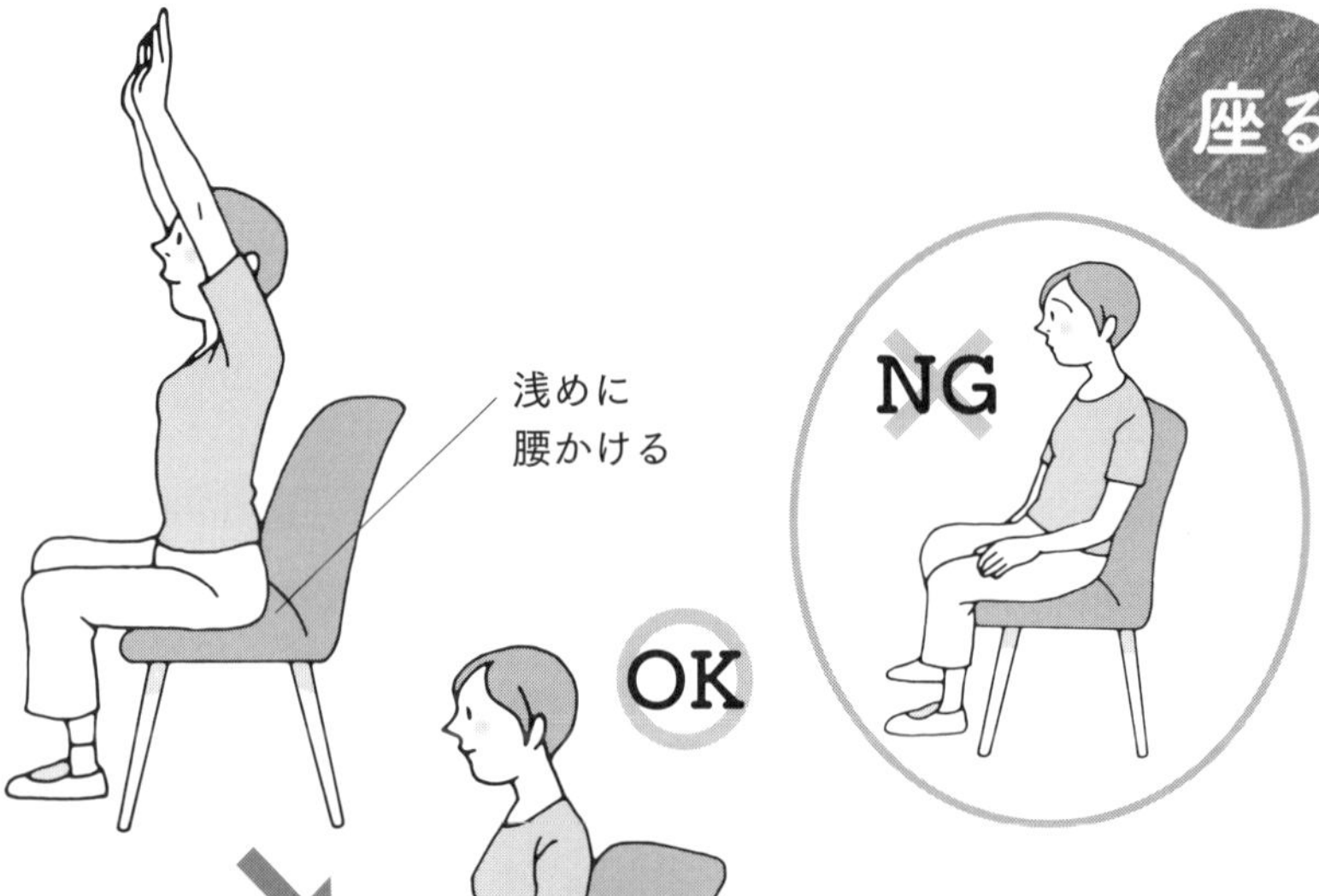

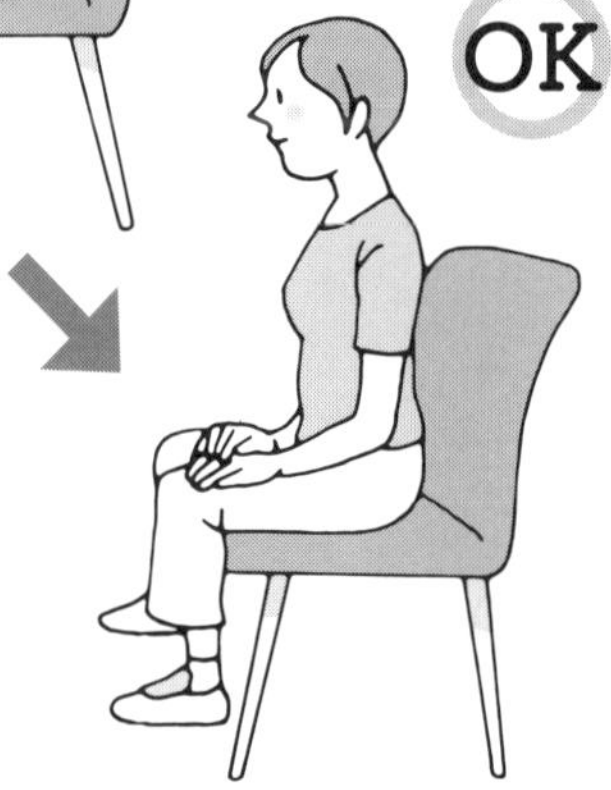

座るとき、背もたれに寄りかかると効果ゼロ。浅めに腰かけてバンザイをすると背筋が伸びます。その背筋のまま腕を下ろせばＯＫ。

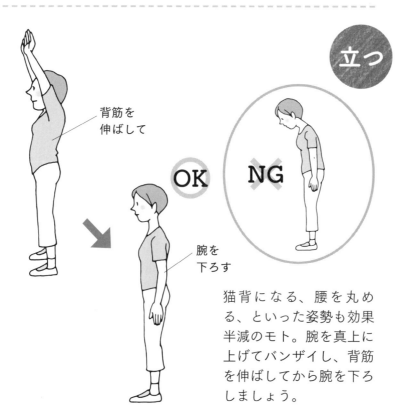

立つ

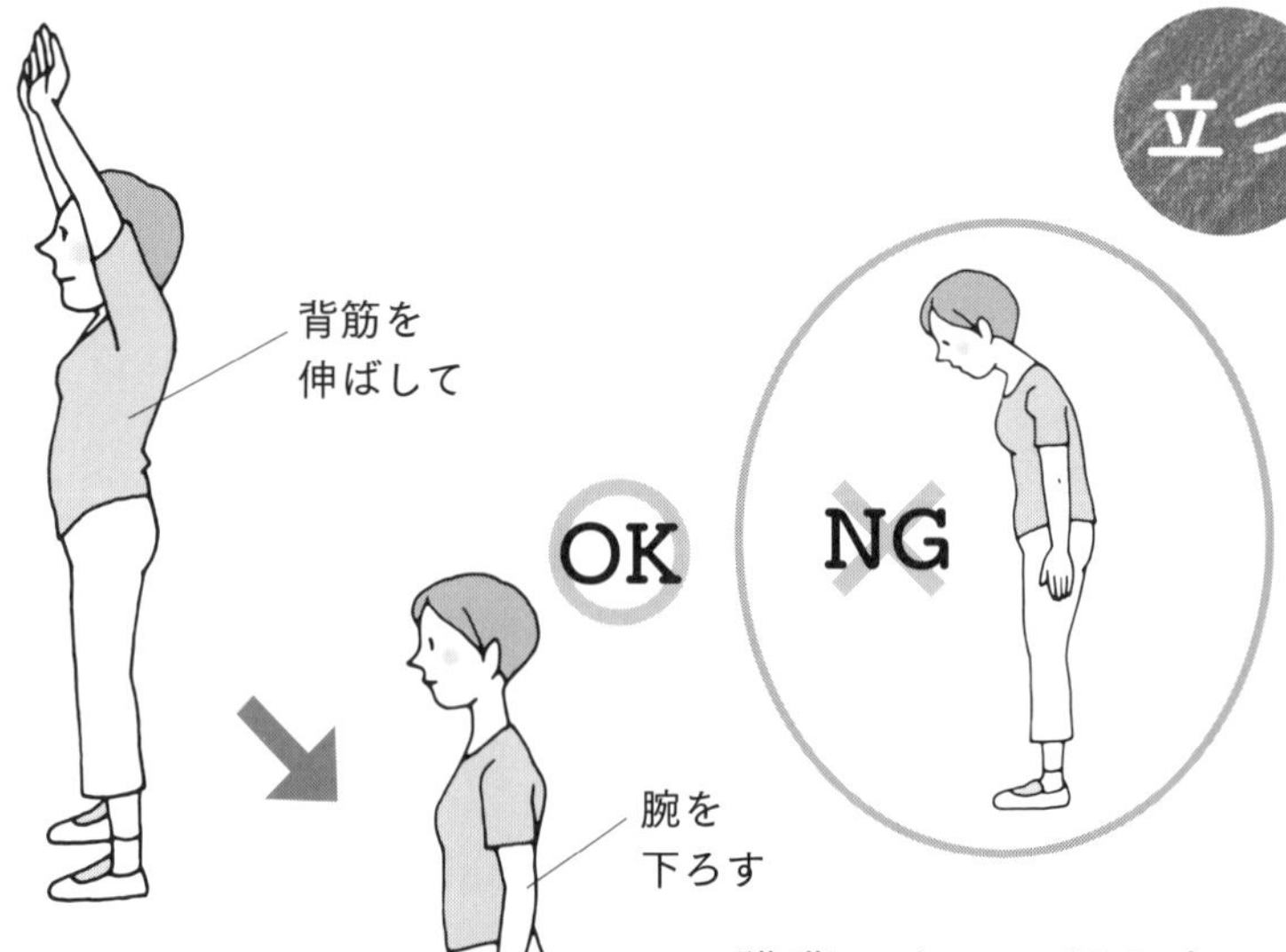

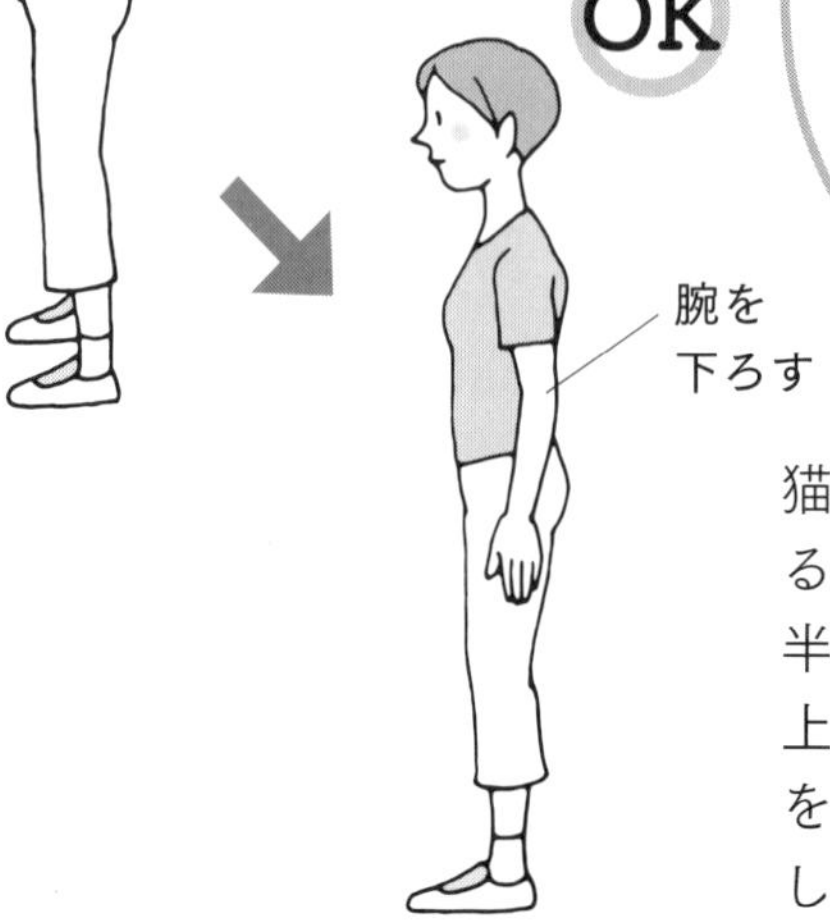

猫背になる、腰を丸める、といった姿勢も効果半減のモト。腕を真上に上げてバンザイし、背筋を伸ばしてから腕を下ろしましょう。

やってみよう

「脳トレしながら体操」

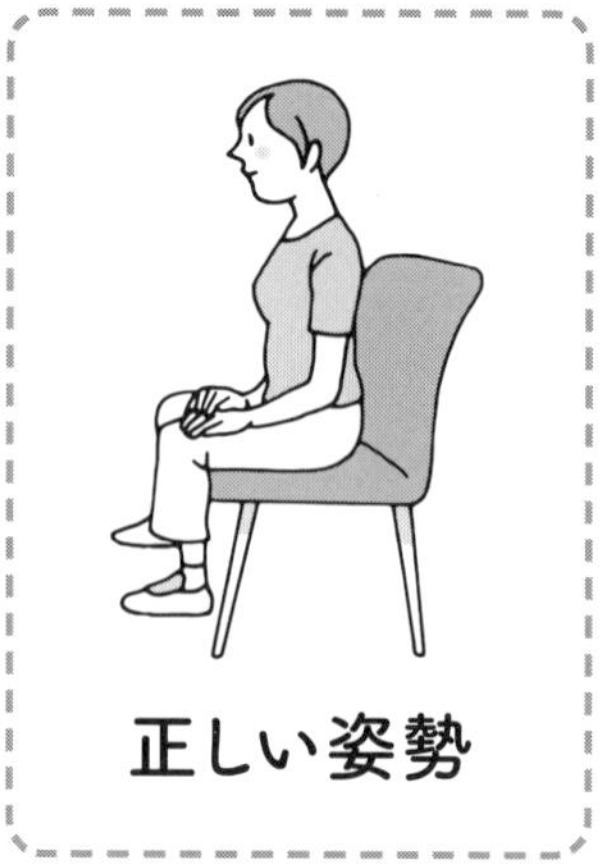

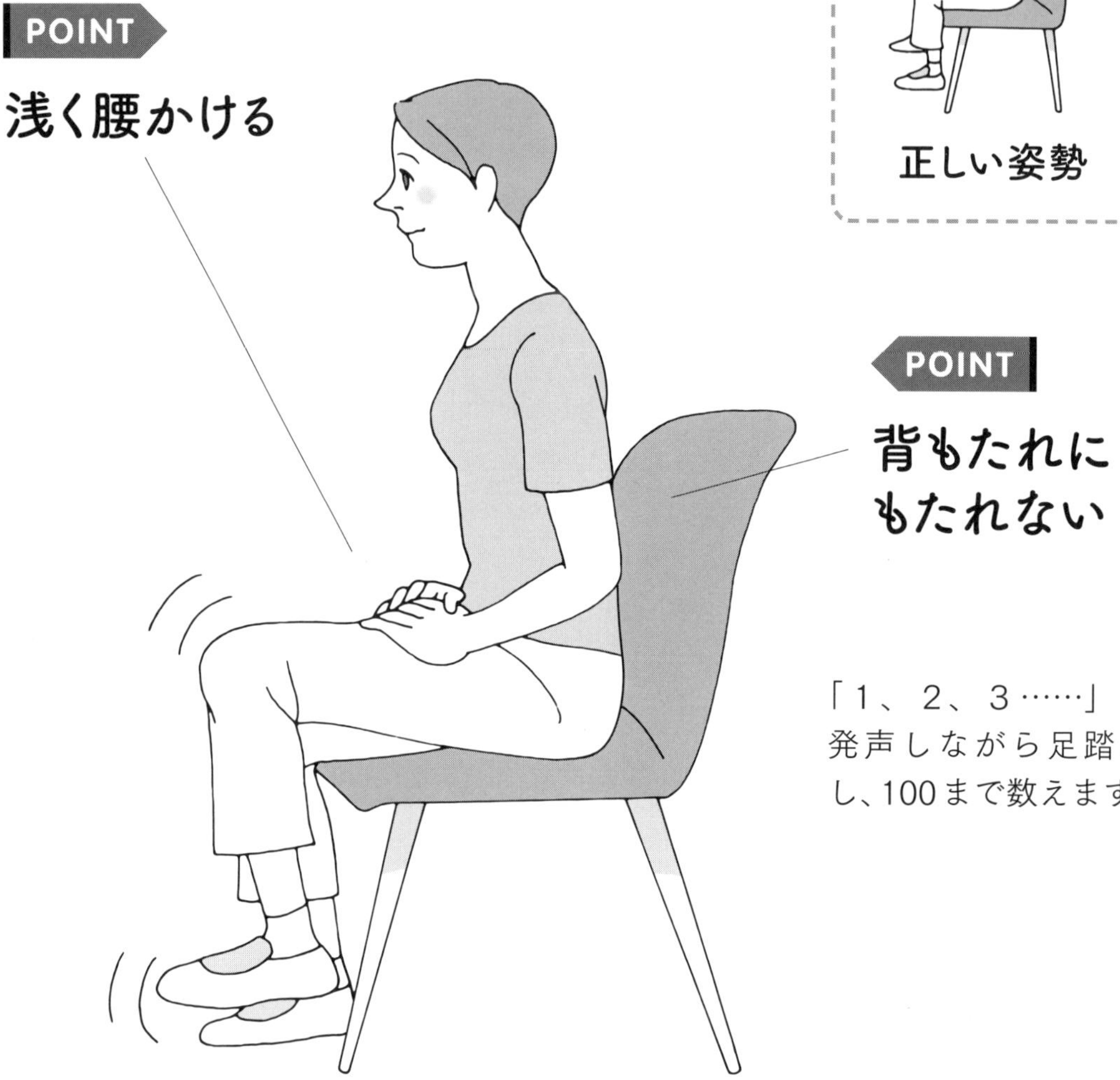

「1、2、3……」と発声しながら足踏みし、100まで数えます。

1

レベル1

座ったまま足踏み

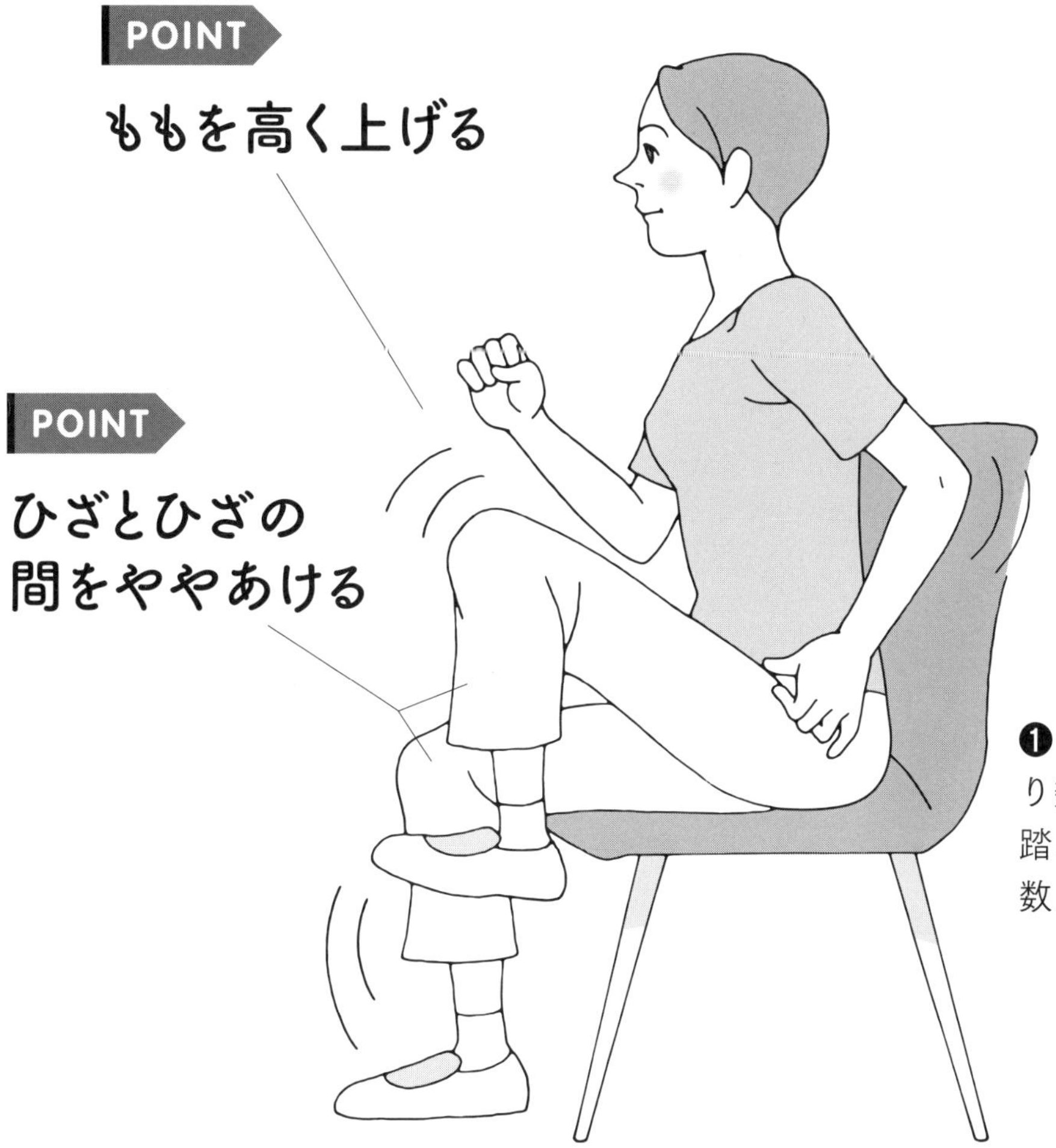
POINT
ももを高く上げる
POINT
ひざとひざの
間をややあける

❶よりもゆっくり数えて高く足踏み。100まで数えます。

レベル1

2 座ったまま高く足踏み

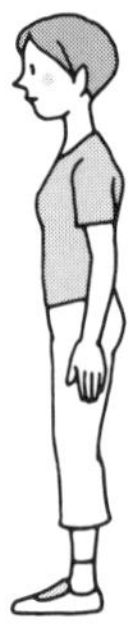

正しい姿勢

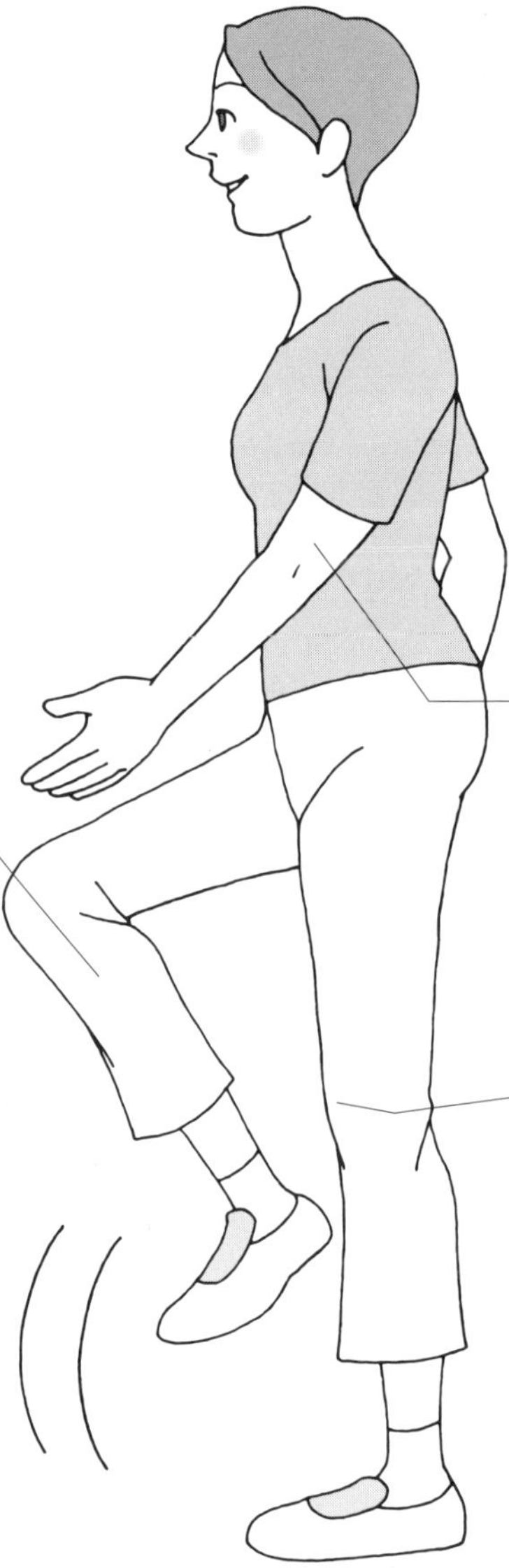
POINT
ももは床と
平行になる
くらい上げる
POINT
手は軽く振る
POINT
ひざが内側に
入らないように

100まで数えながら足踏み。ももを高く上げるほど運動強度大。

レベル1

3 立って元気よく足踏み

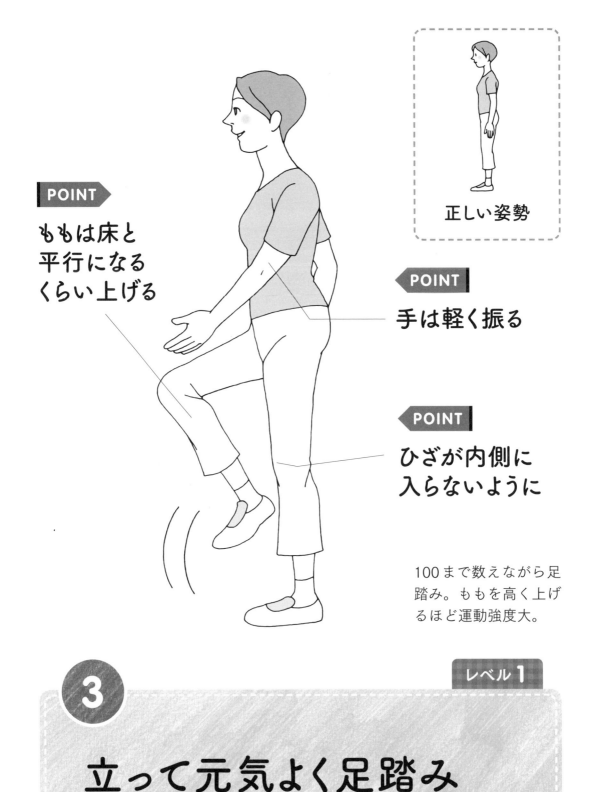

郵便はがき

料金受取人払郵便

京都中央局
承認

8191

差出有効期間
2020年12月31日まで

(切手は不要です)

601-8790

205

京都市南区西九条北ノ内町十一

PHP研究所
家庭教育普及部
お客様アンケート係 行

1060

ご住所 □□□-□□□□		
お名前	ご年齢　歳	お子様のご年齢　歳
メールアドレス		

今後、PHPから各種ご案内やメルマガ、アンケートのお願いをお送りしてもよろしいでしょうか？ □YES □NO

＜個人情報の取り扱いについて＞
ご記入頂いたアンケートは、商品の企画や各種ご案内に利用し、その目的以外の利用はいたしません。なお、頂いたご意見はパンフレット等に無記名にて掲載させて頂く場合もあります。この件のお問い合わせにつきましては下記までご連絡ください。
（PHP研究所　家庭教育普及部　TEL.075-681-8554　FAX.075-681-4436）

PHP アンケートカード

PHP の商品をお求めいただきありがとうございます。
今後の商品制作のために、あなたの感想をぜひお聞かせください。

お買い上げいただいた本の題名は何ですか。

どこで購入されましたか。

お求めになった理由をお選びください。

1 内容に関心があったから　　2 タイトルに興味をひかれたから
3 作者に興味があったから　　4 人にすすめられたから
5 その他【　　　　】

ご利用いただいていかがでしたか。

1 よかった　2 ふつう　3 よくなかった

ご感想などをご自由にお書きください。

日頃どのようなことに興味をお持ちかを、下記よりお選びください。また、その理由や日常生活で困っていること、知りたいことなどをご自由にお書きください。

1 子育て　2 家事　3 料理　4 健康　5 趣味　6 子どもの勉強
7 その他（　　　　）

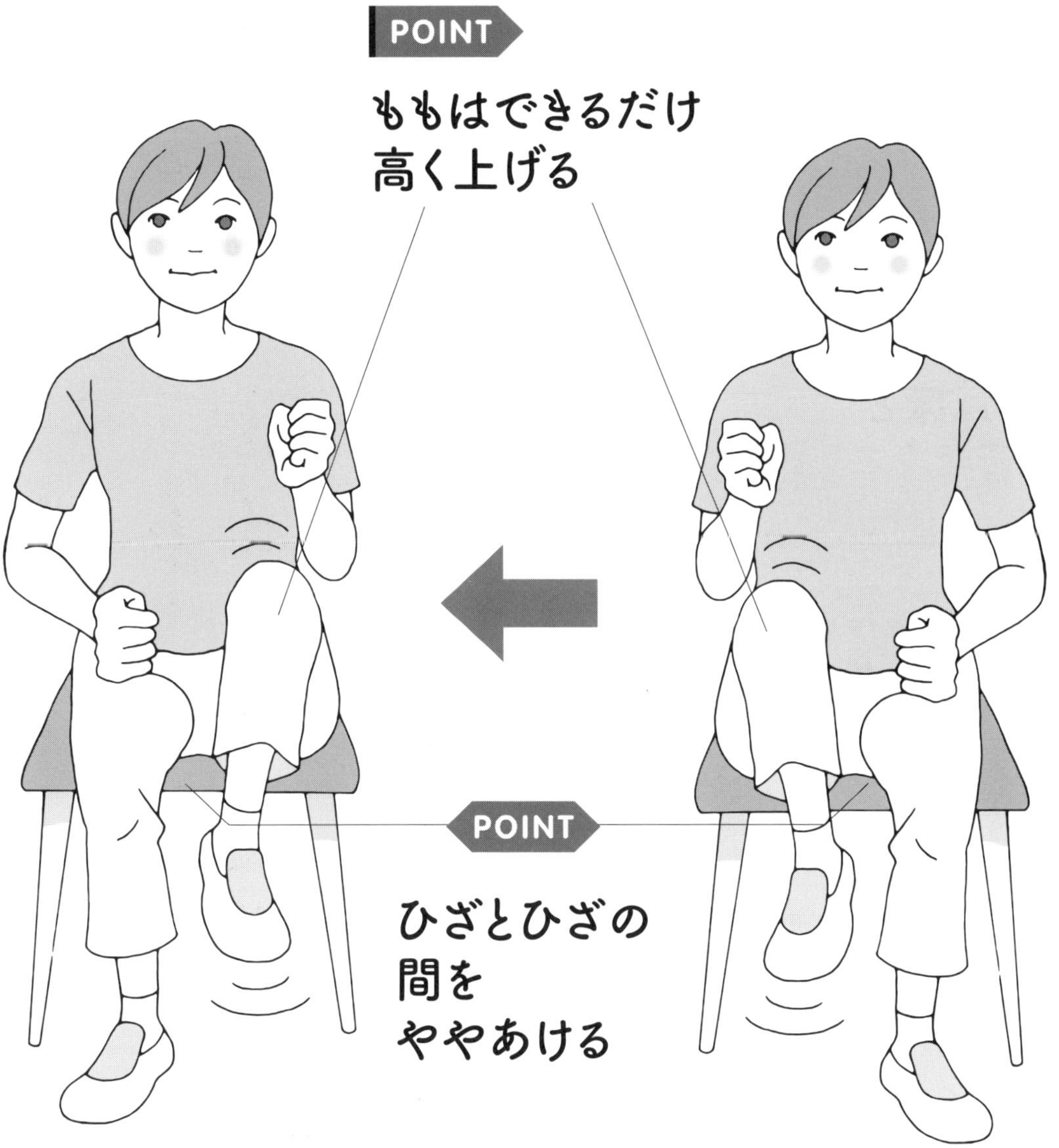
POINT
ももはできるだけ
高く上げる
POINT
ひざとひざの
間を
ややあける

右手と右足、左手と左足を同時に動かして100まで数えます。

レベル1

4 ナンバで足踏み

※ナンバとは、同じ側の手と足を動かす動作のことです。

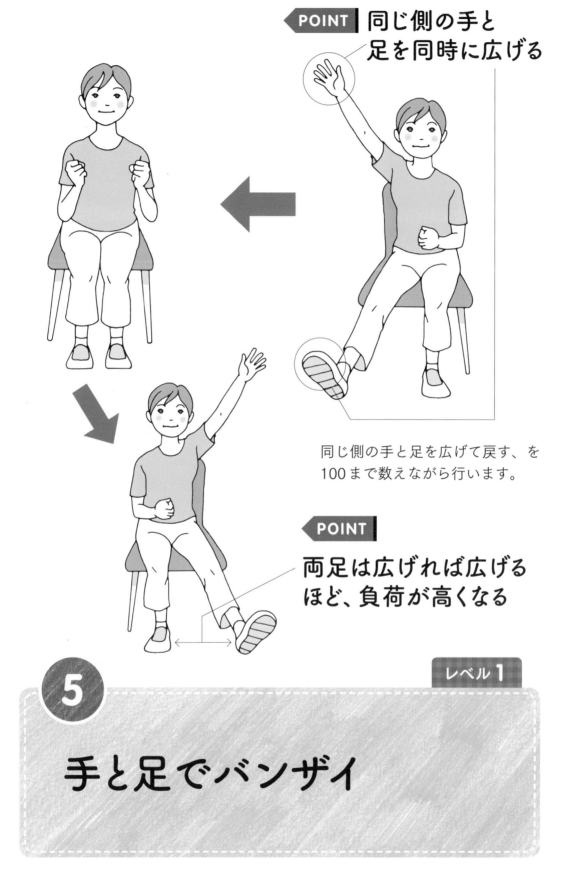

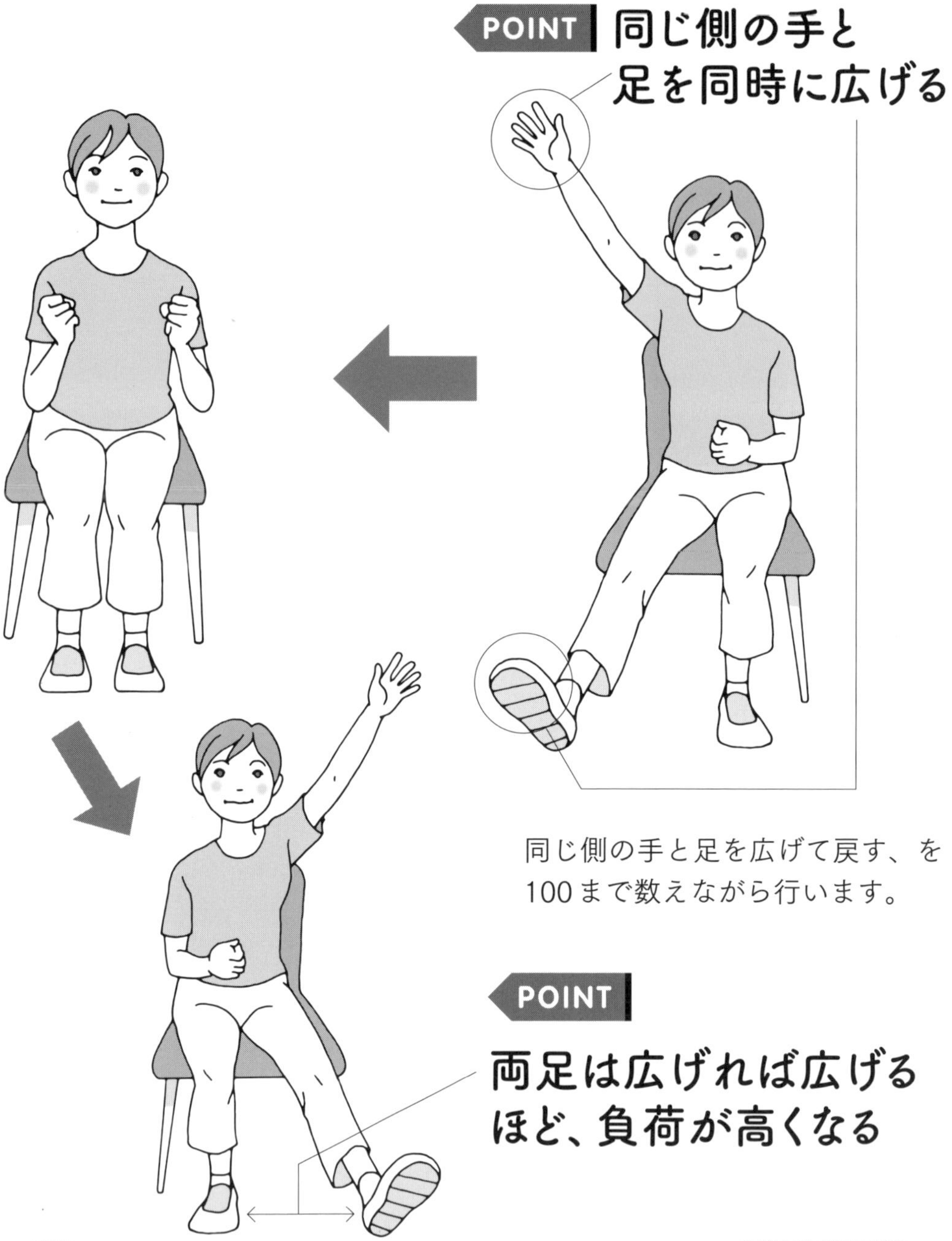
POINT
同じ側の手と
足を同時に広げる
POINT
両足は広げれば広げる
ほど、負荷が高くなる

同じ側の手と足を広げて戻す、を100まで数えながら行います。

レベル1

5 手と足でバンザイ

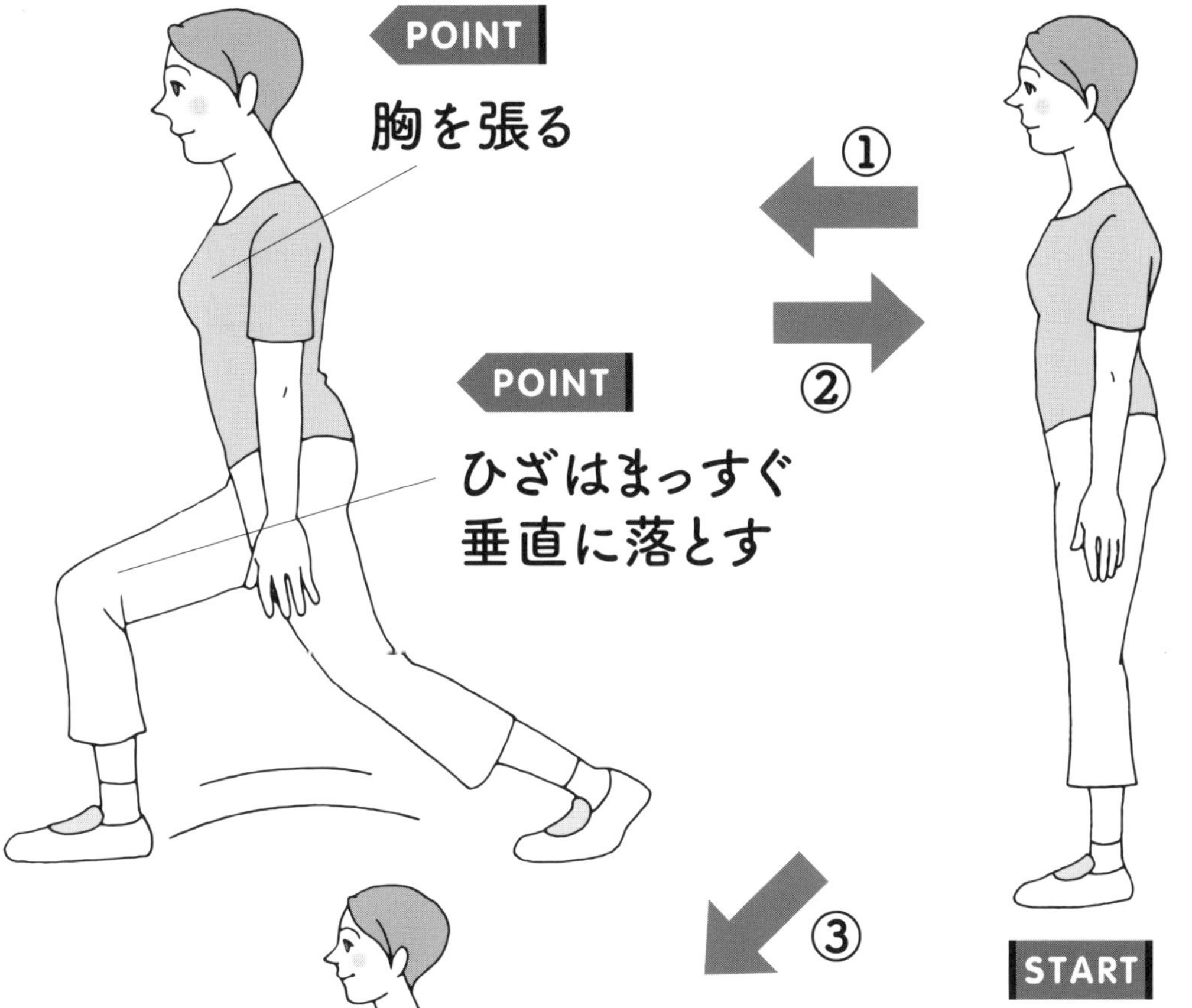
POINT
胸を張る
POINT
ひざはまっすぐ
垂直に落とす
①
②
③
START

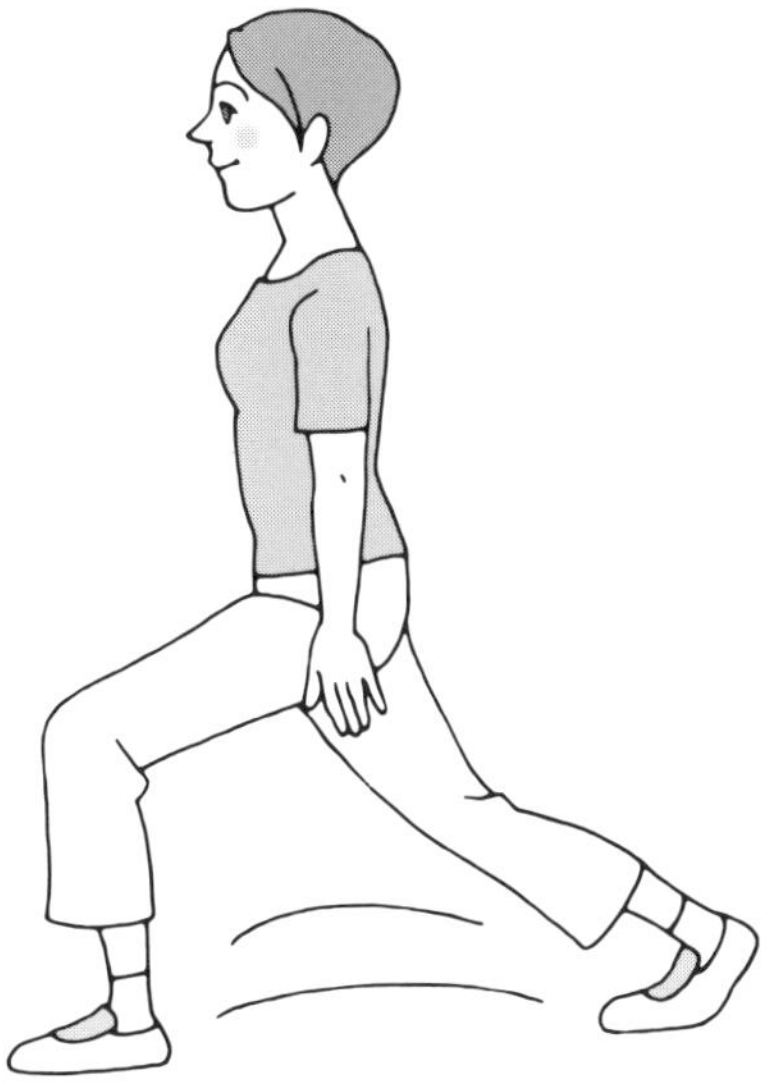

片方の足を前に出して腰を落とし、出した足を戻す、を交互に右1、左1と数え、合計30回。

レベル1

6 ちょっと早めに行う前ランジ

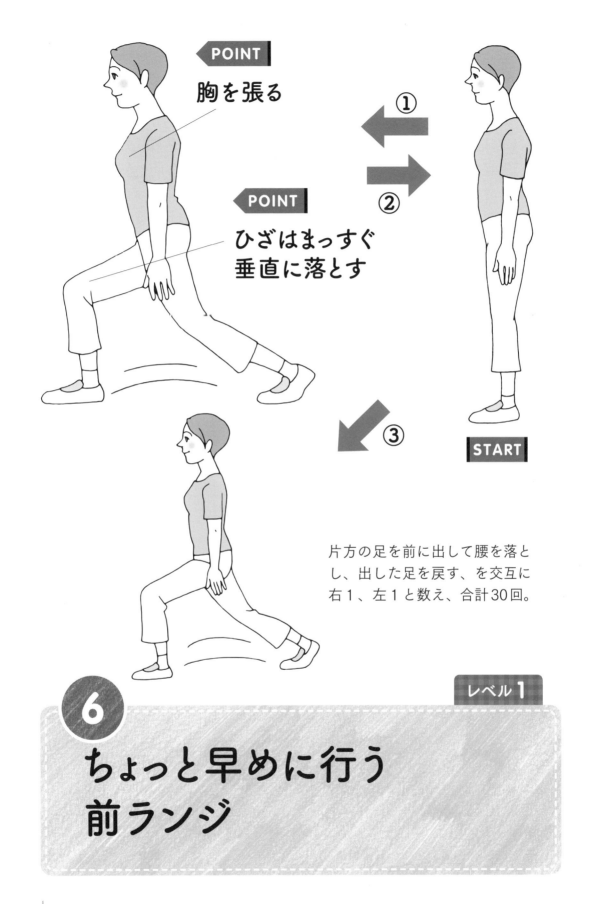

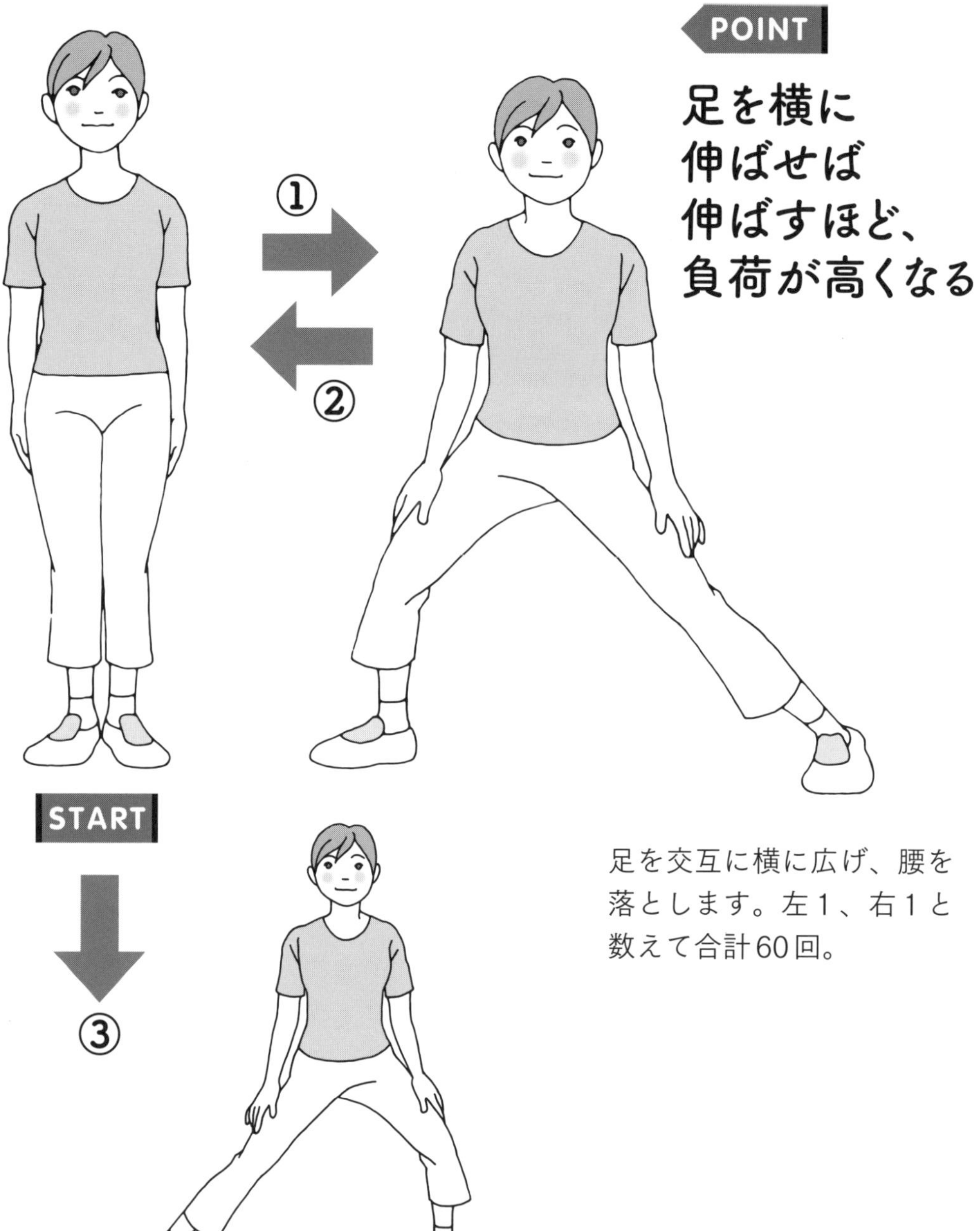
POINT
足を横に
伸ばせば
伸ばすほど、
負荷が高くなる
①
②
START
③

足を交互に横に広げ、腰を落とします。左1、右1と数えて合計60回。

レベル1

7 横へ伸びるランジ

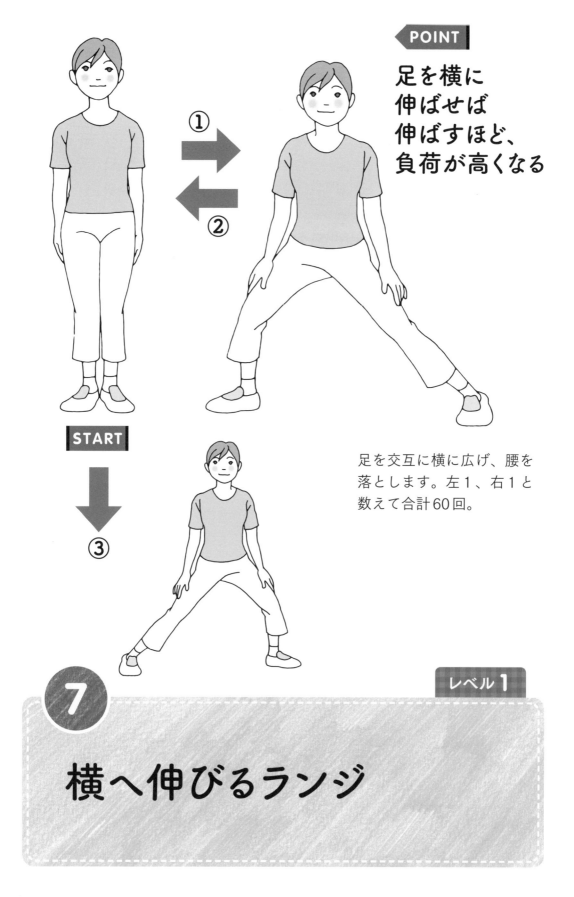

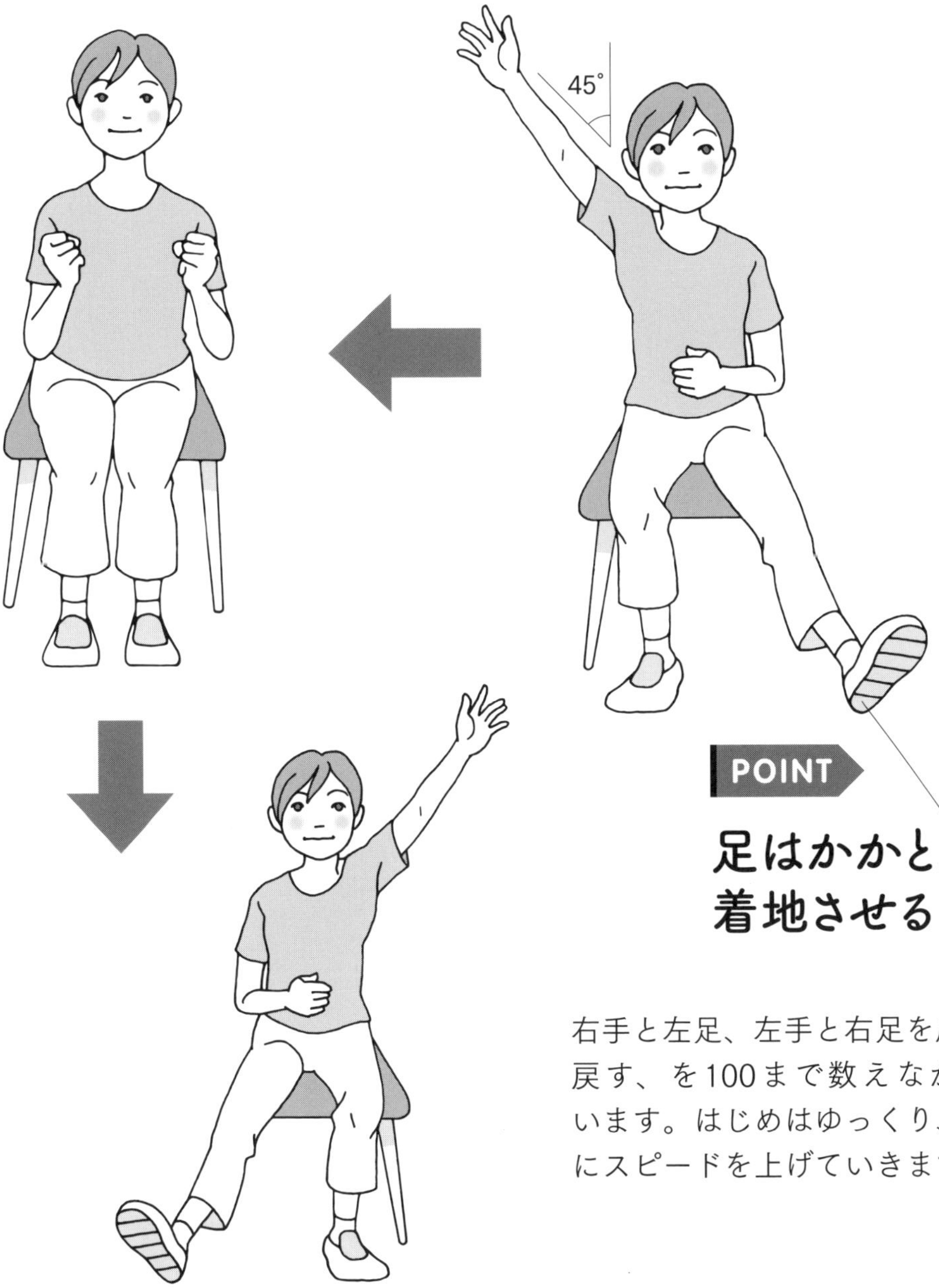

POINT

足はかかとから着地させる

右手と左足、左手と右足を広げて戻す、を100まで数えながら行います。はじめはゆっくり、徐々にスピードを上げていきます。

レベル1

8 対角でバンザイ

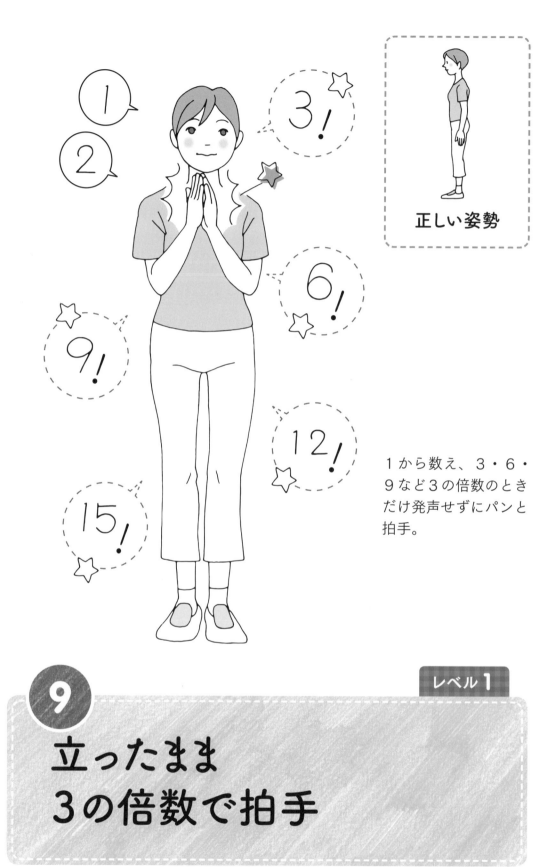

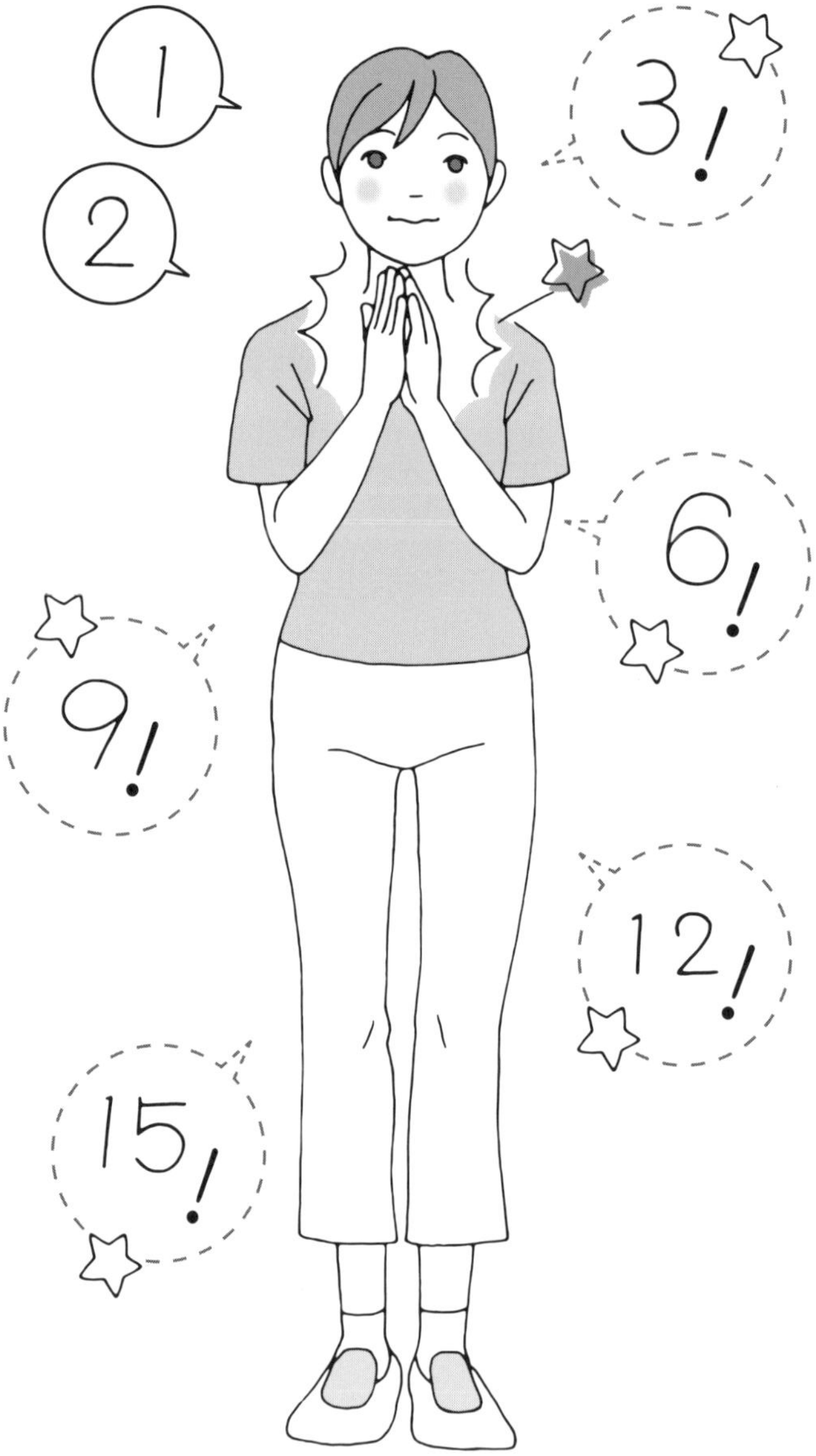

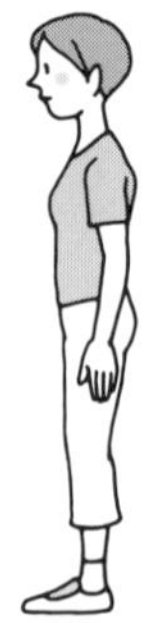

正しい姿勢

1から数え、3・6・9など3の倍数のときだけ発声せずにパンと拍手。

レベル1

9 立ったまま 3の倍数で拍手

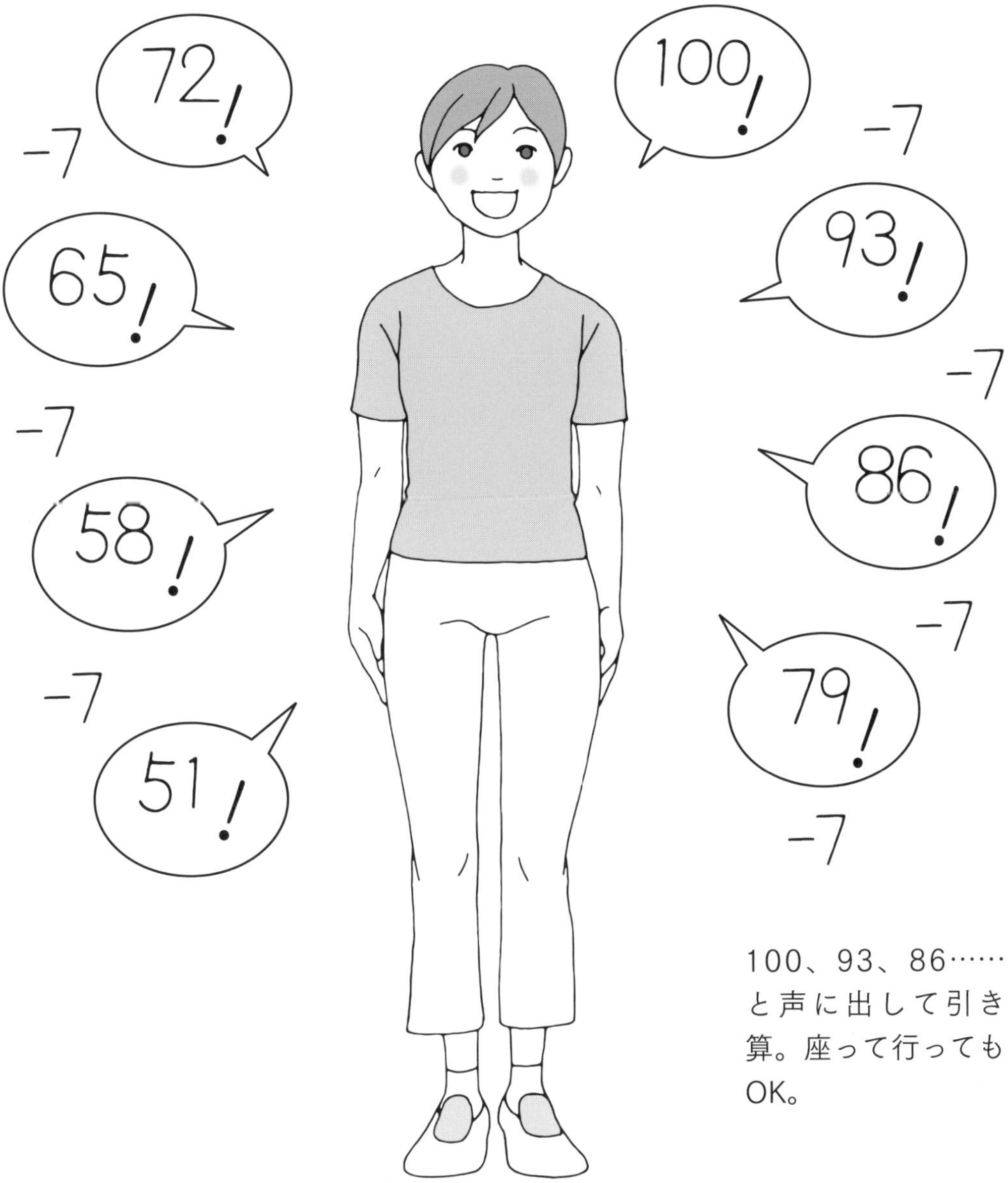

100、93、86……
と声に出して引き
算。座って行っても
OK。

レベル1

10 立ったまま 100から7ずつ引き算

レベル1

11 足踏みしながら100からのカウントダウン 5の倍数で拍手

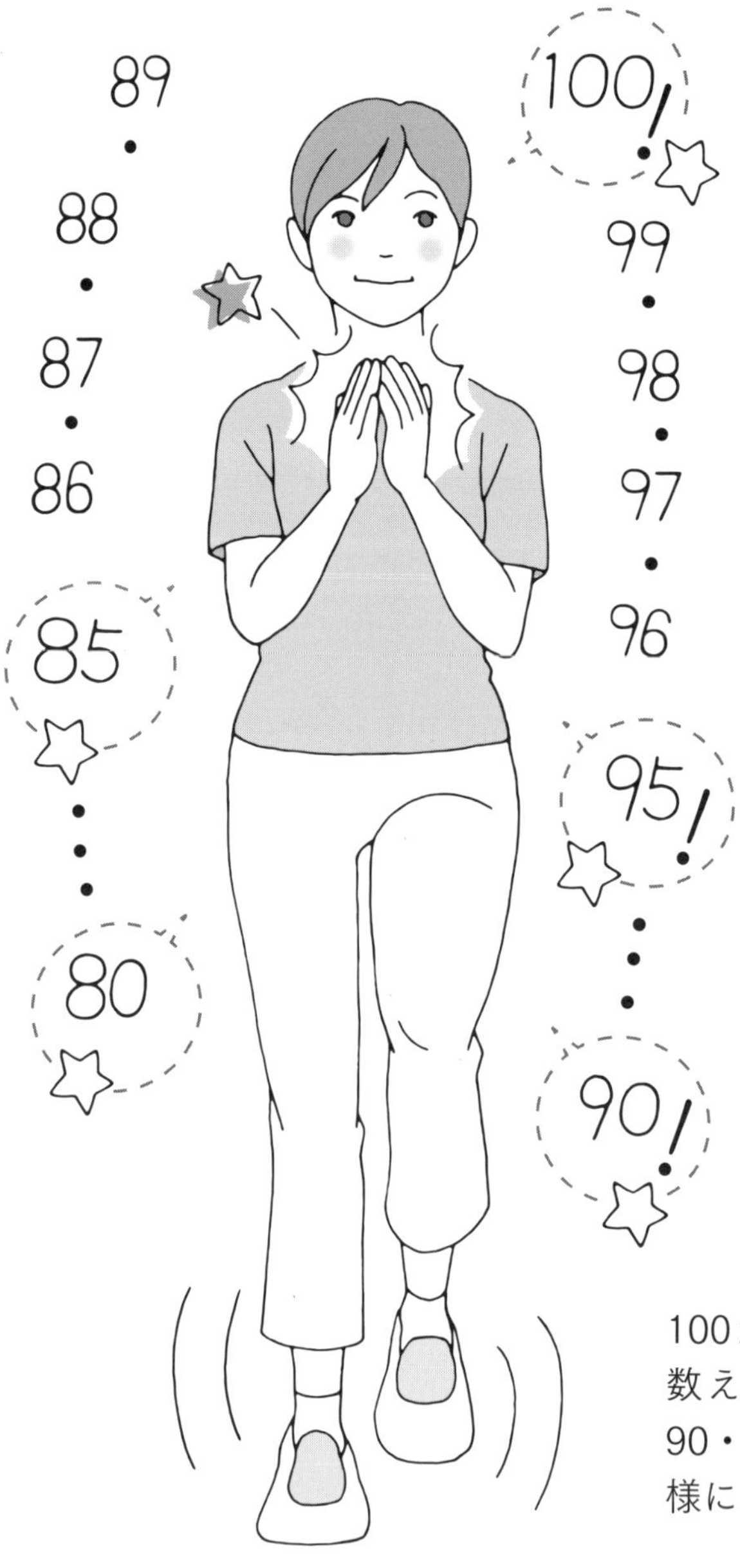
100!
99
98
97
96
95!
90!
89
88
87
86
85
80

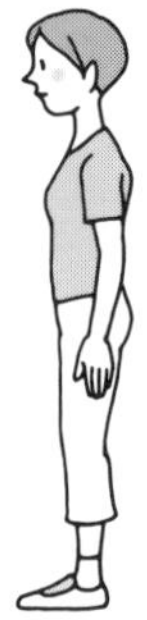

正しい姿勢

100から始まり99、98……と数え、100、95は黙って拍手。90・85・80など5の倍数も同様に。

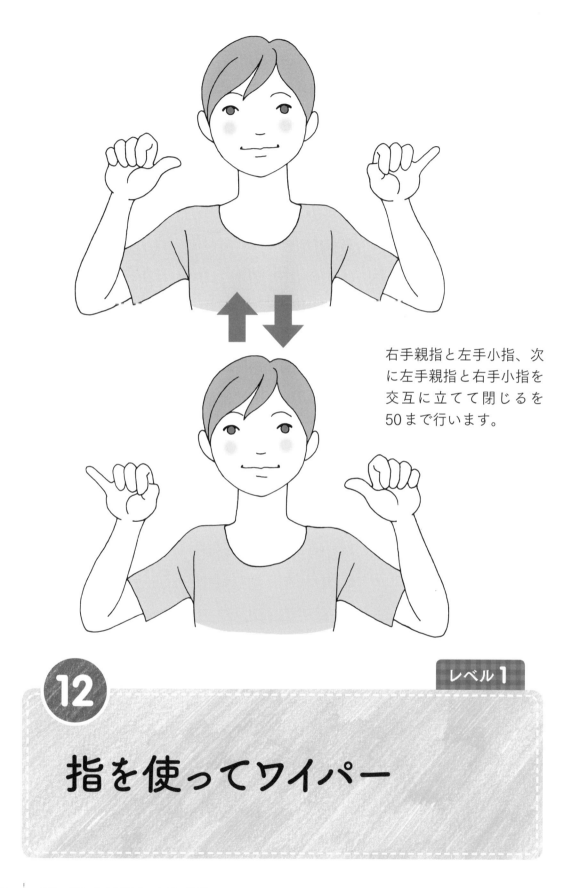

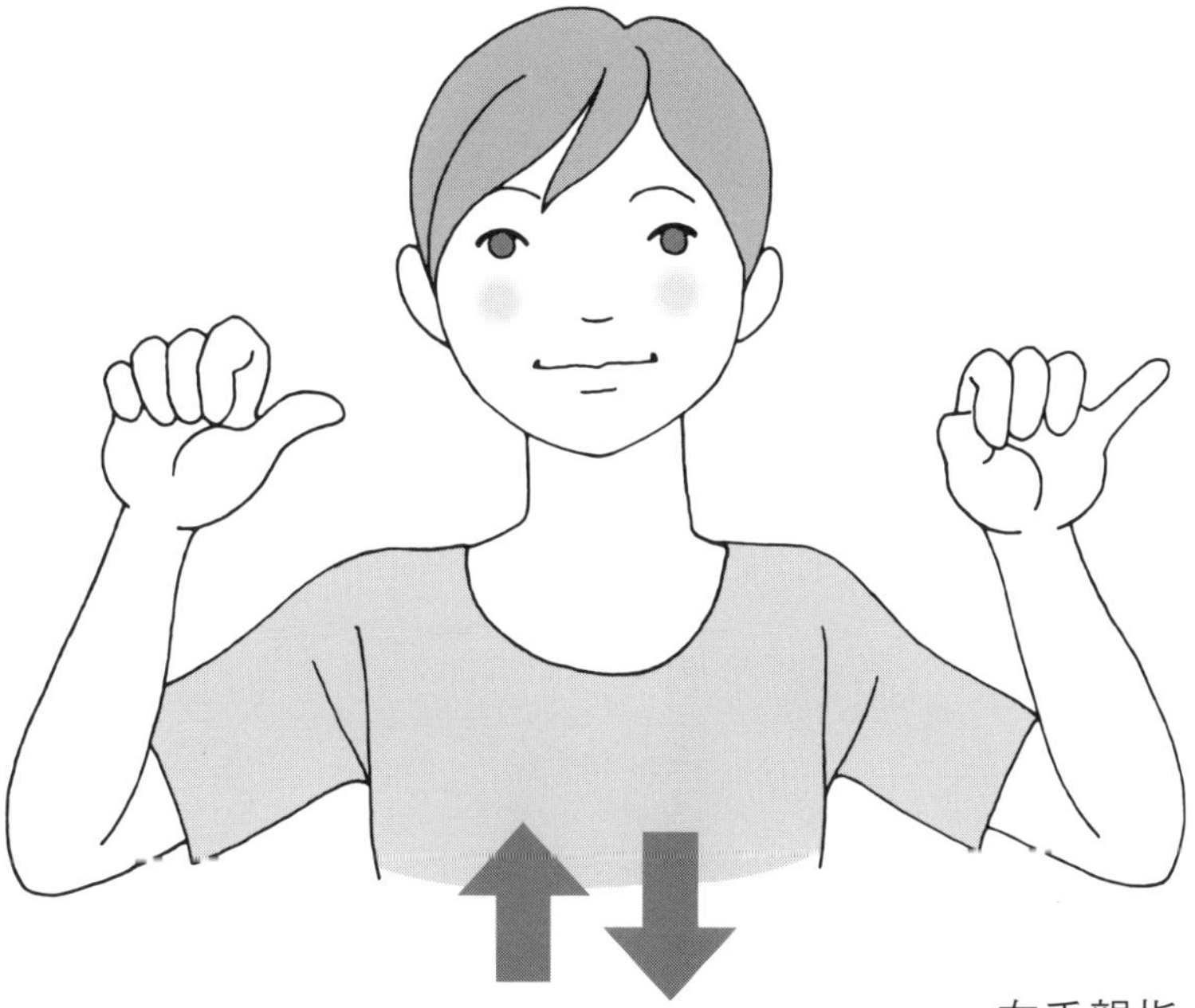

右手親指と左手小指、次に左手親指と右手小指を交互に立てて閉じるを50まで行います。

レベル1

12 指を使ってワイパー

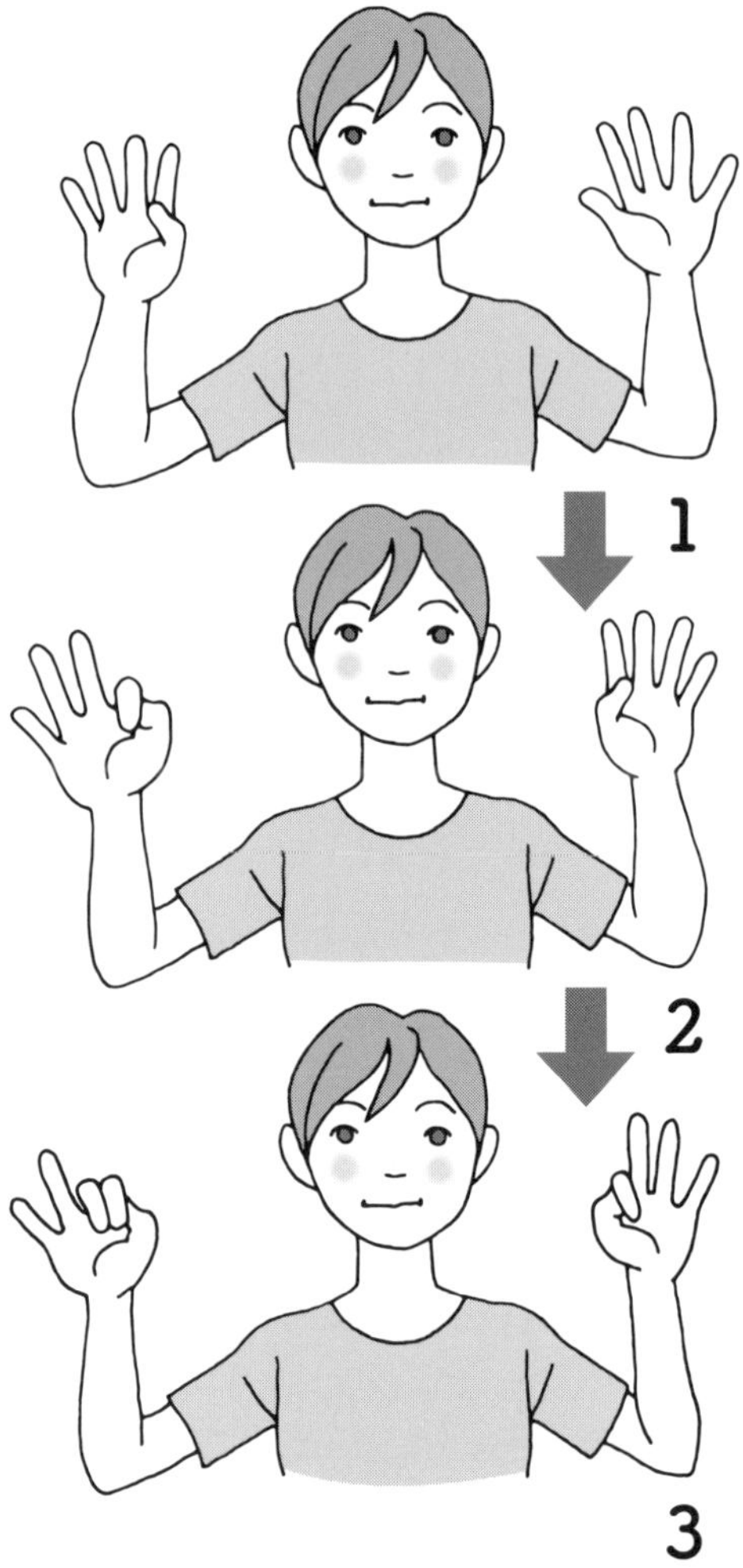

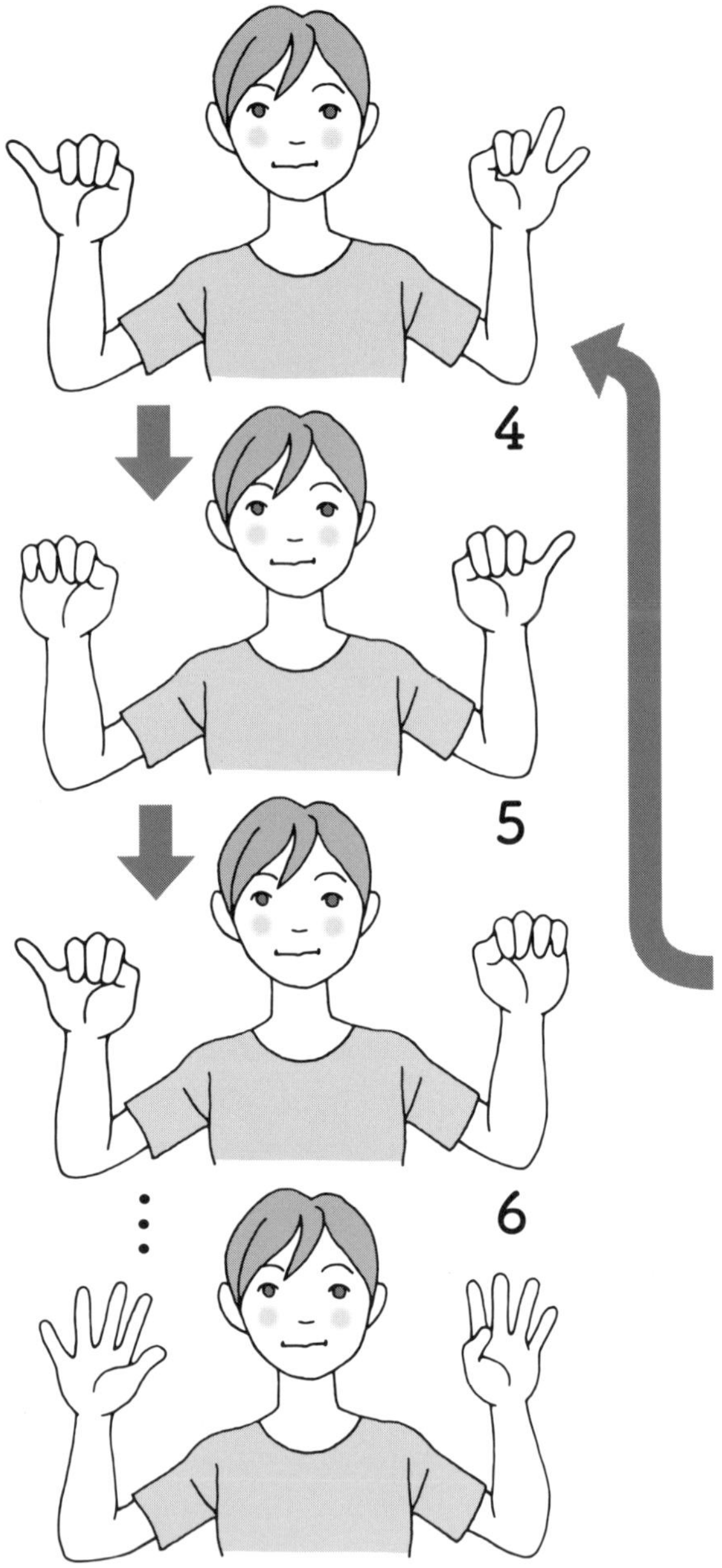

1から順に右手の親指を折り始め、一つ遅れて左手の指も折ります。

レベル1

13

指折り

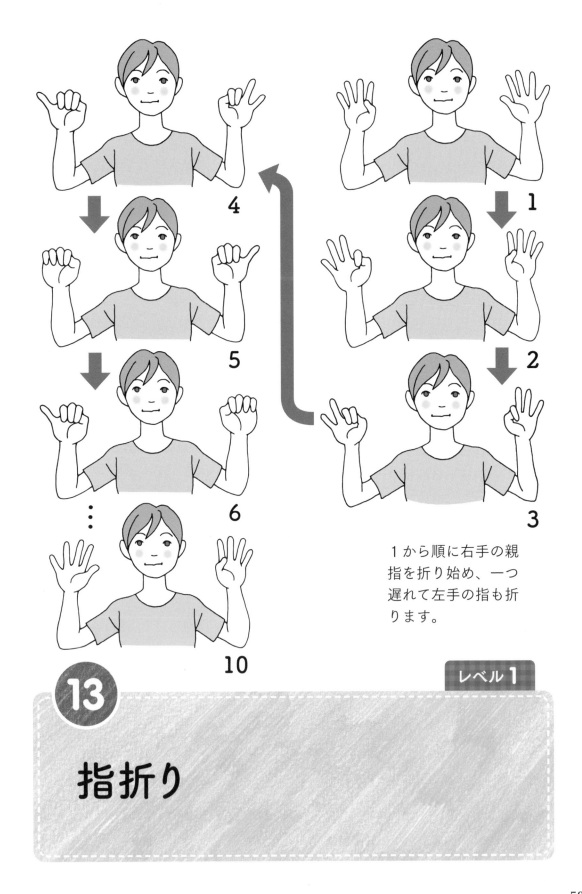

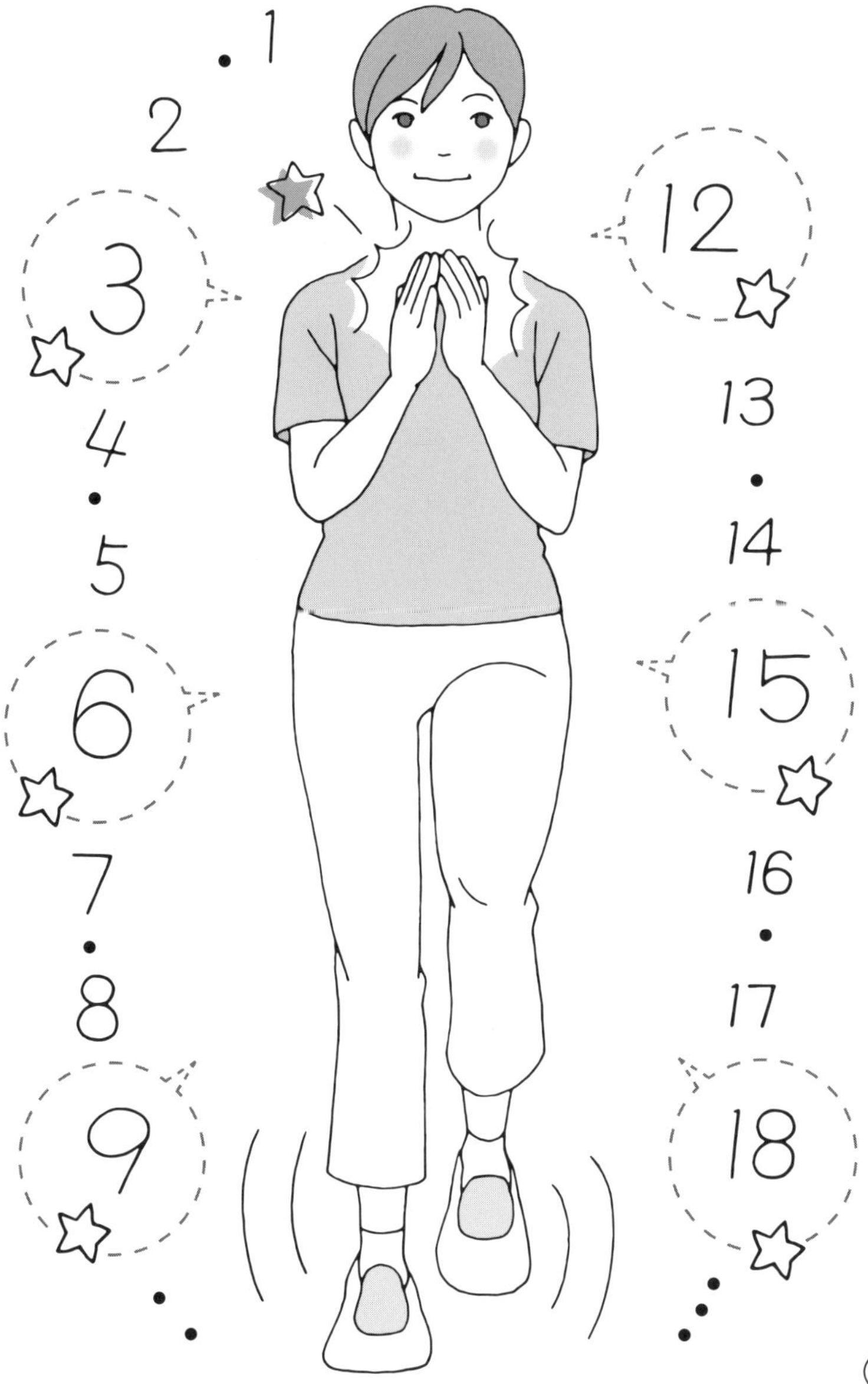

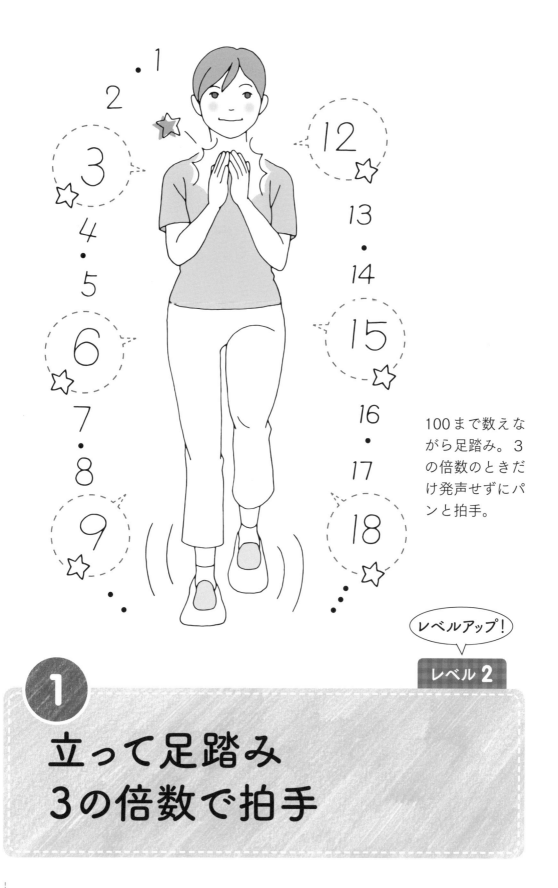

100まで数えながら足踏み。3の倍数のときだけ発声せずにパンと拍手。

レベルアップ！

レベル 2

1 立って足踏み 3の倍数で拍手

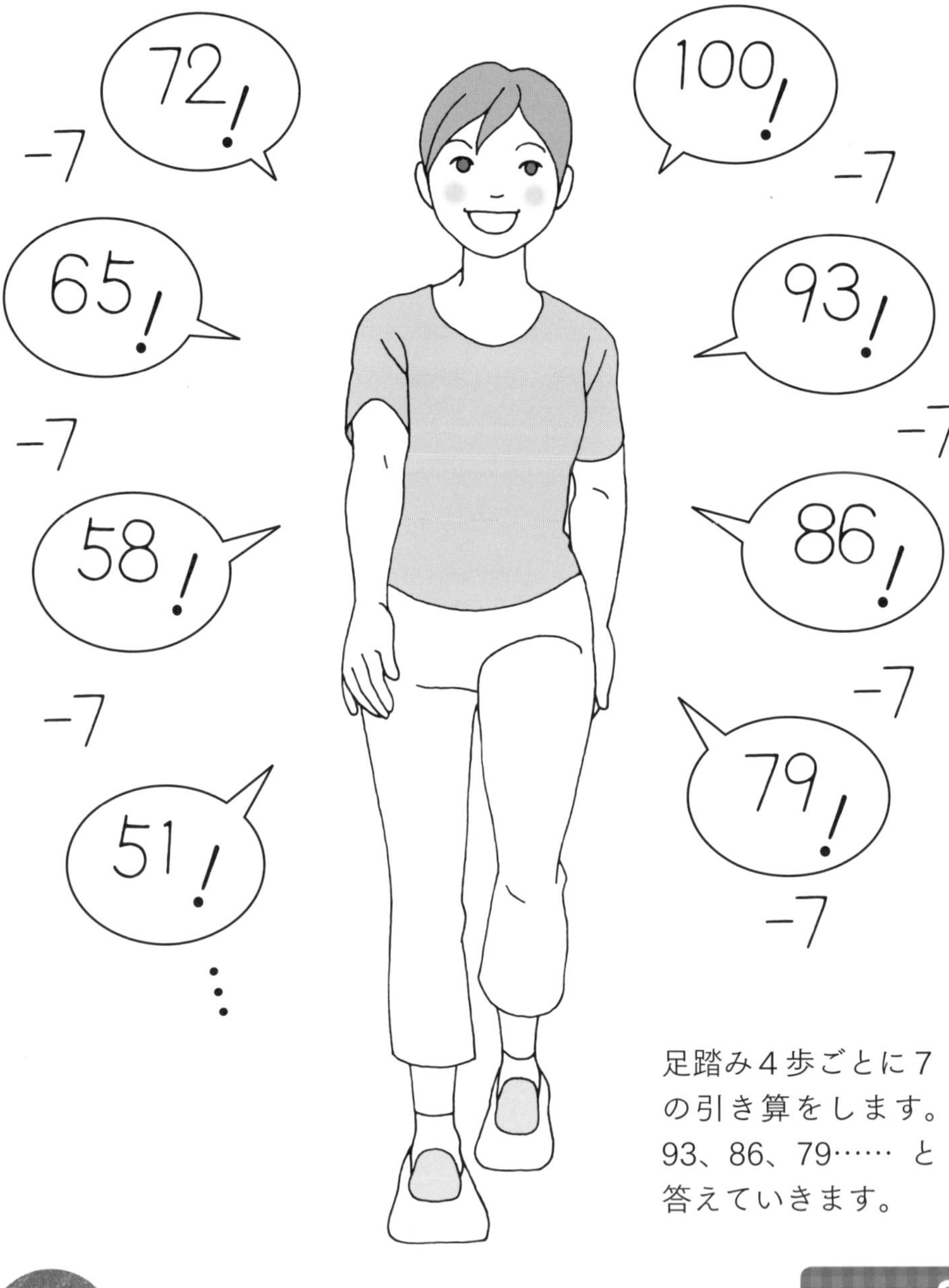

足踏み４歩ごとに７の引き算をします。93、86、79…… と答えていきます。

レベル２

2 足踏みしながら100から7ずつ引き算

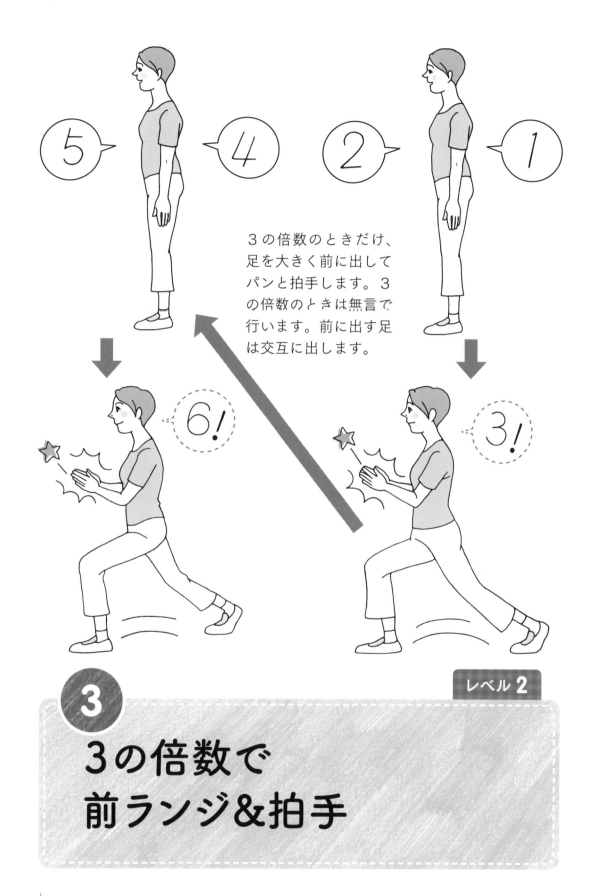

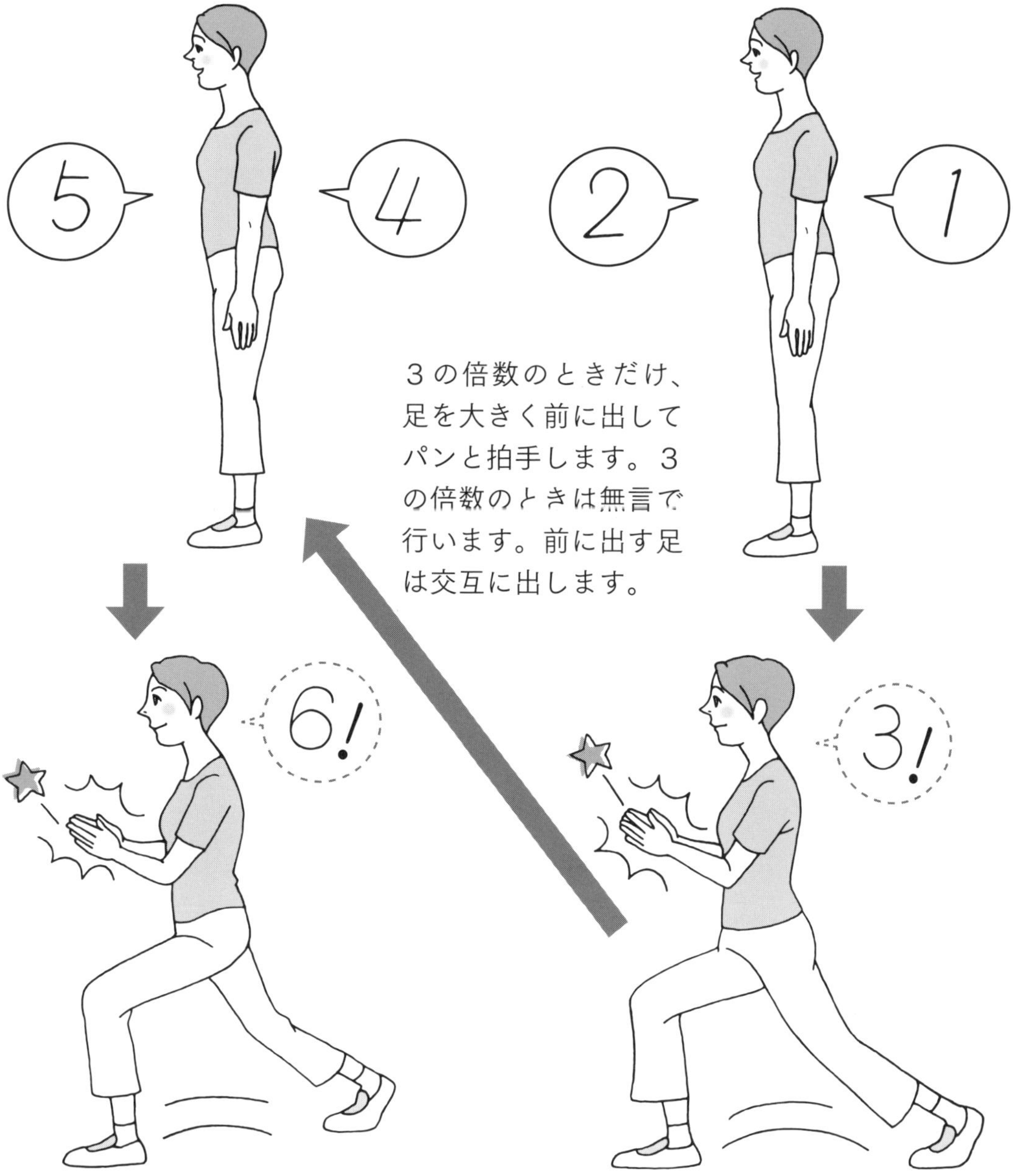

３の倍数のときだけ、足を大きく前に出してパンと拍手します。３の倍数のときは無言で行います。前に出す足は交互に出します。

レベル２

３ ３の倍数で前ランジ＆拍手

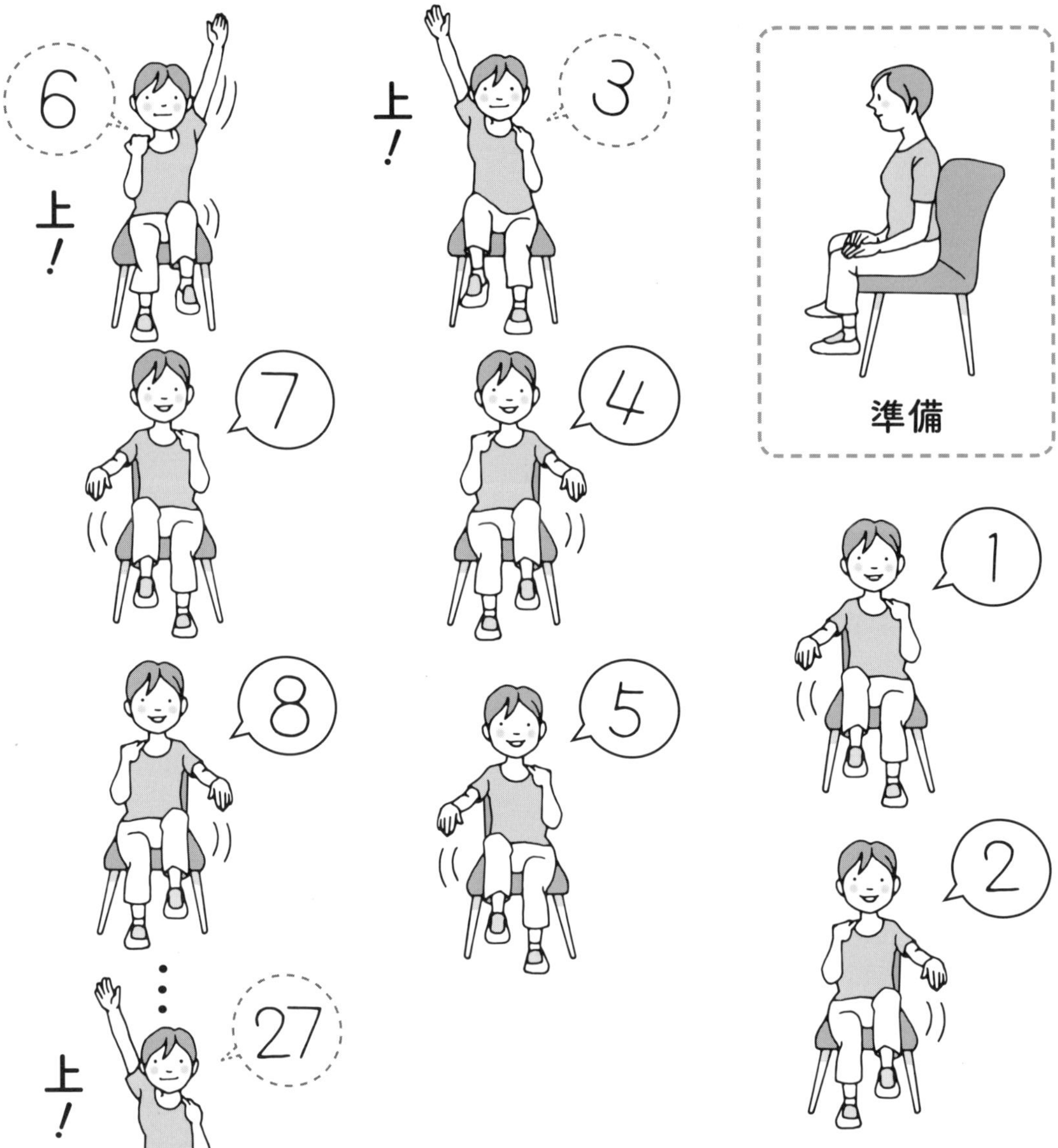

足踏みしながら「1、2」で交互に腕を前に出し、「3」の倍数では前に出す腕を上へ。50まで行いましょう。

レベル 2

4 座って足踏みをしながら3の倍数で手を上へ

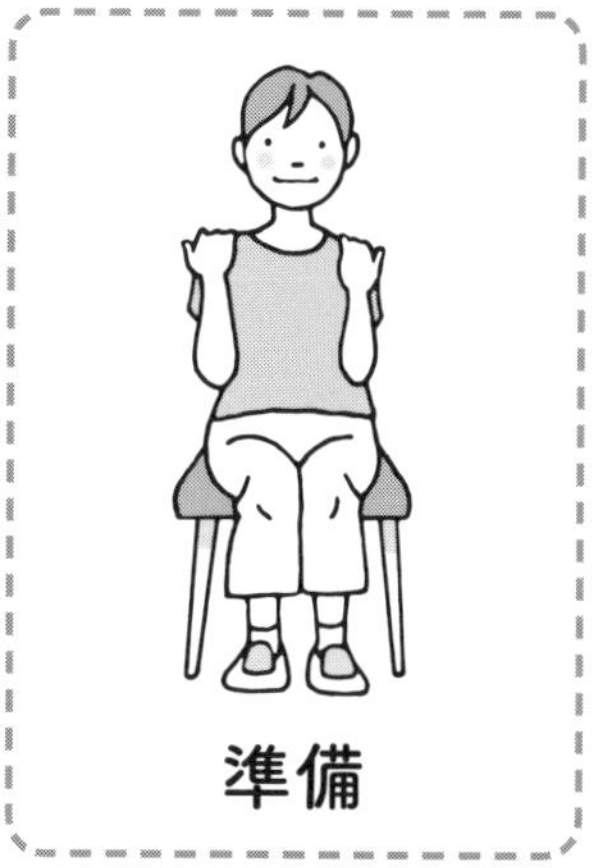

座る姿勢で両手を肩に

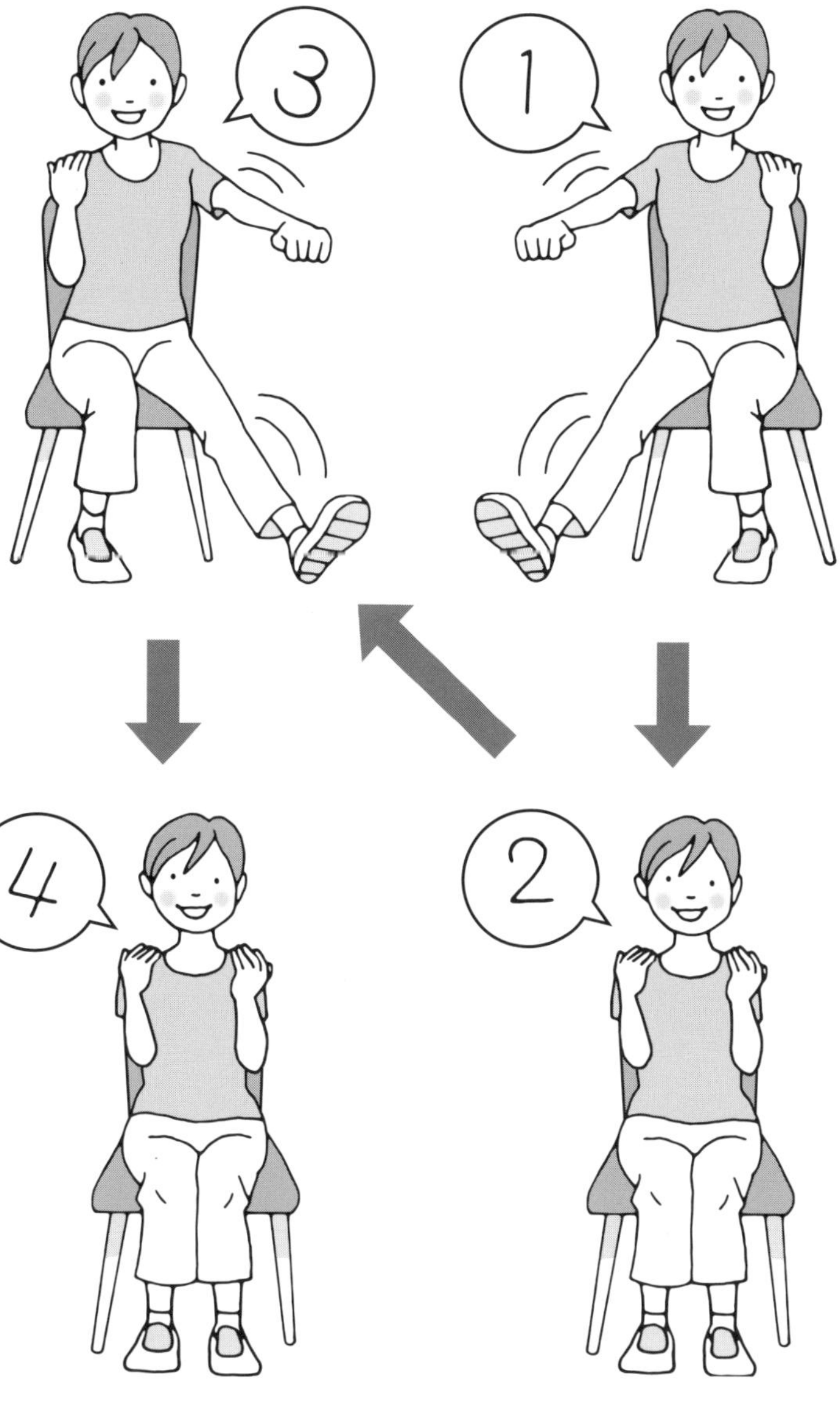

１で右手右足を前へ→２で戻す→３で左手左足を前へ→４で戻します。50まで行いましょう。

レベル２

5 座ったまま 足バンザイ&手は前後

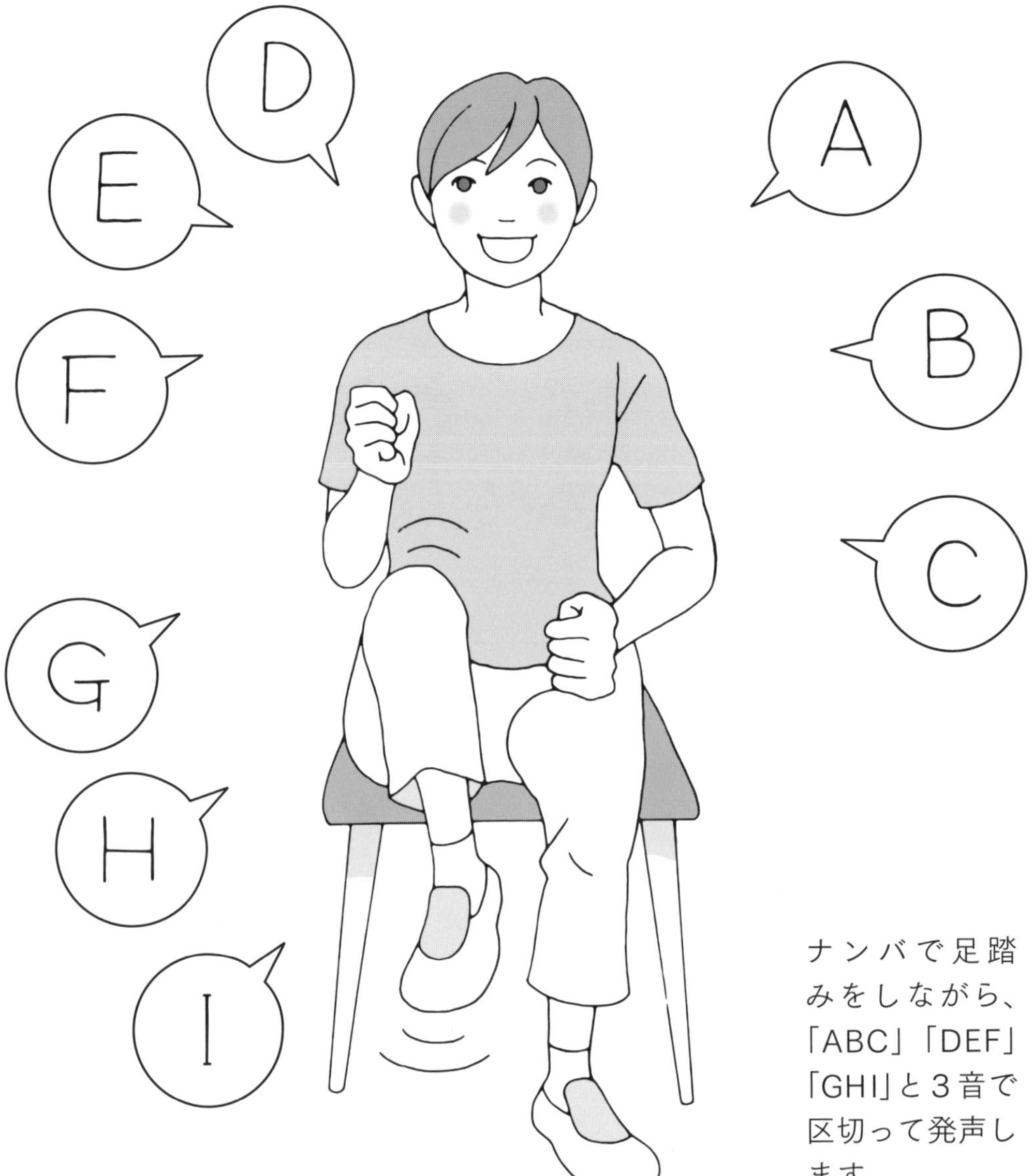

ナンバで足踏みをしながら、「ABC」「DEF」「GHI」と３音で区切って発声します。

レベル２

6 ナンバで足踏み「ABC」「DEF」「GHI」

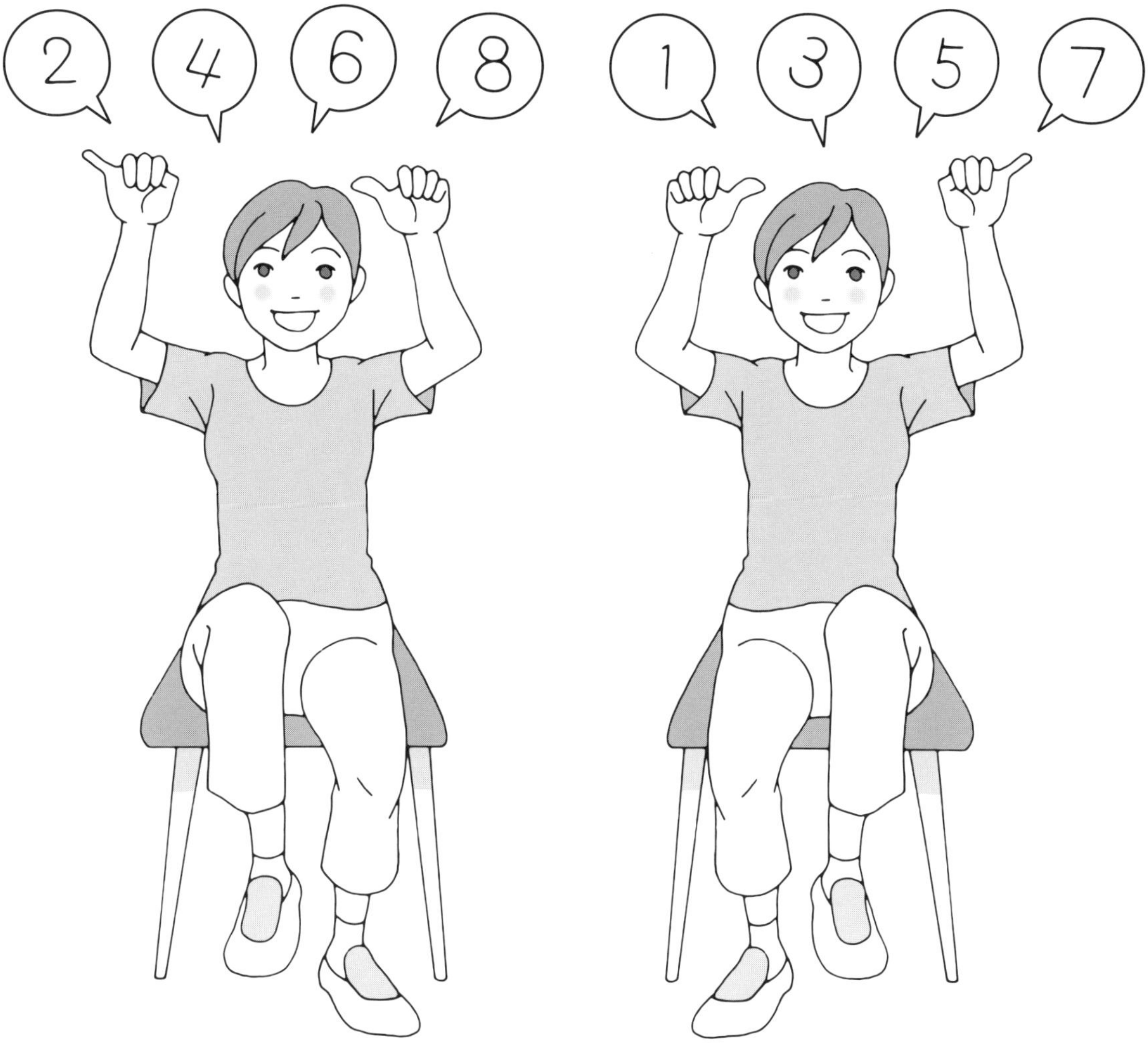

足踏みしながらP57の「指を使ってワイパー」の動きをして100まで数えます。

レベル2

7 座って足踏みしながら指ワイパー

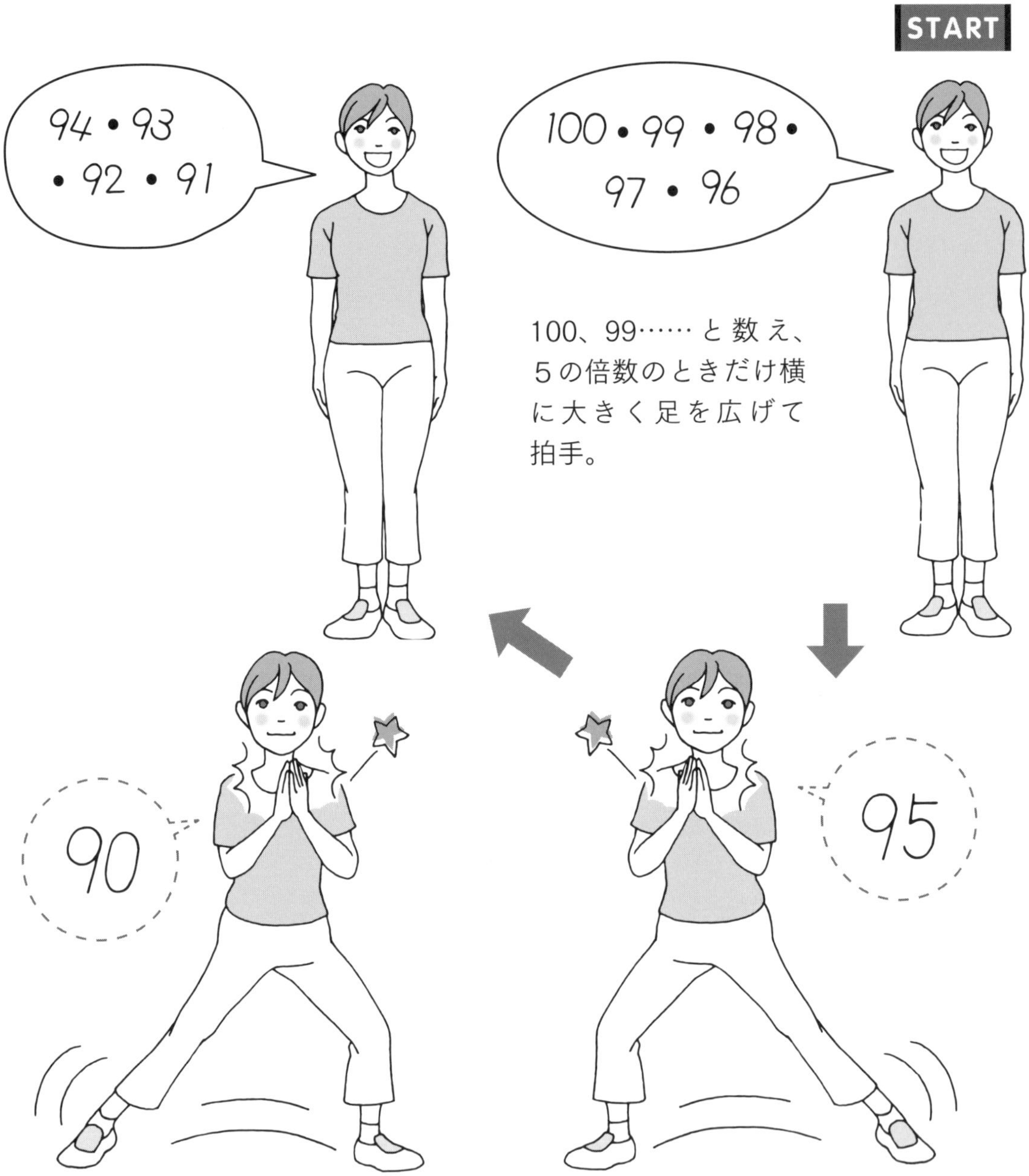

100、99……と数え、5の倍数のときだけ横に大きく足を広げて拍手。

レベル2

8 100からのカウントダウン 5の倍数で横ランジ＆拍手

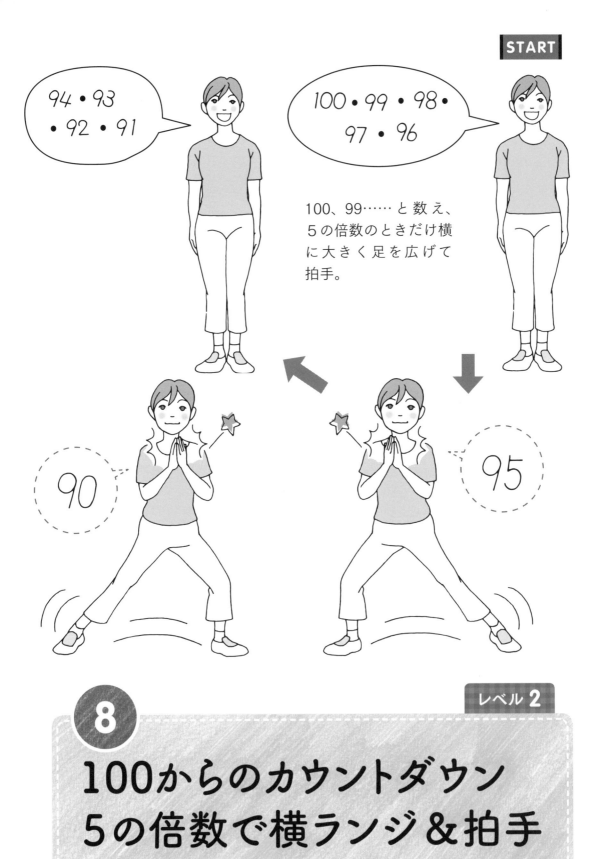

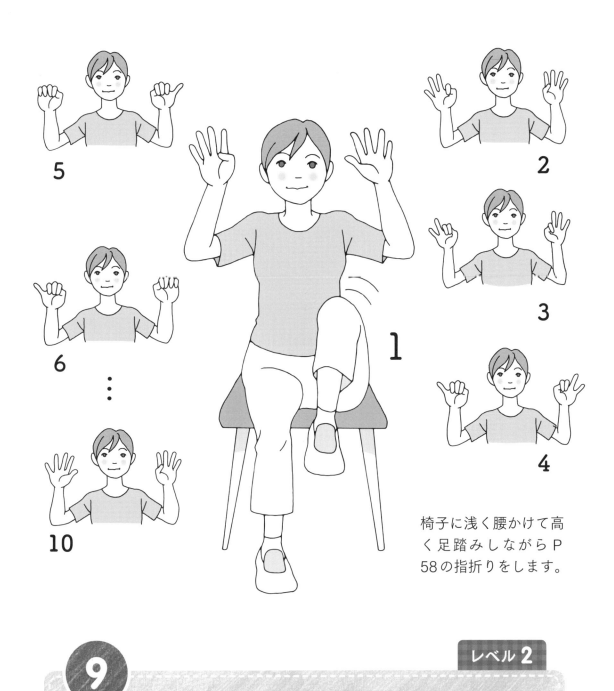

椅子に浅く腰かけて高く足踏みしながらP58の指折りをします。

レベル2

9 座って高く足踏みしながら指折り

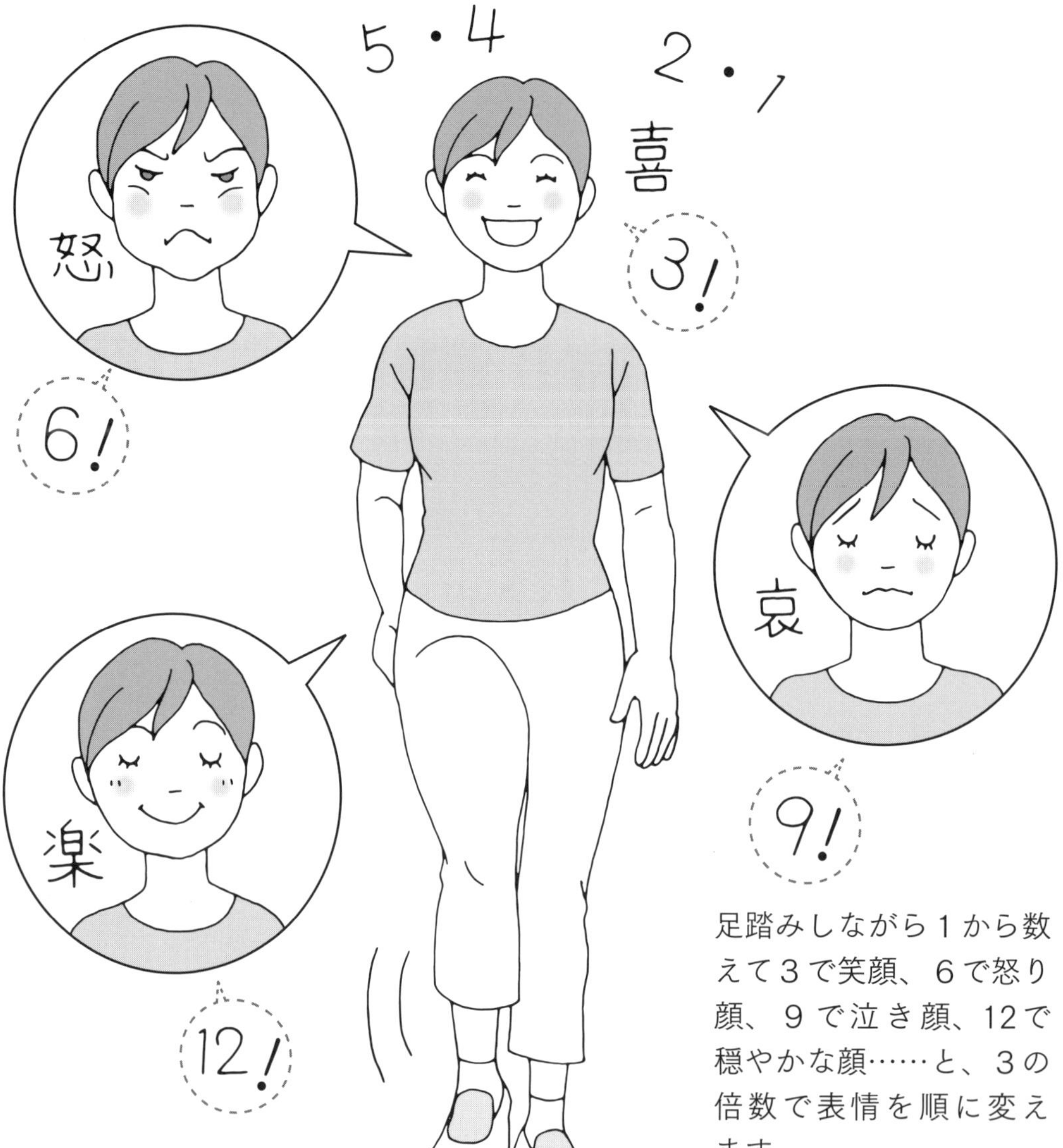

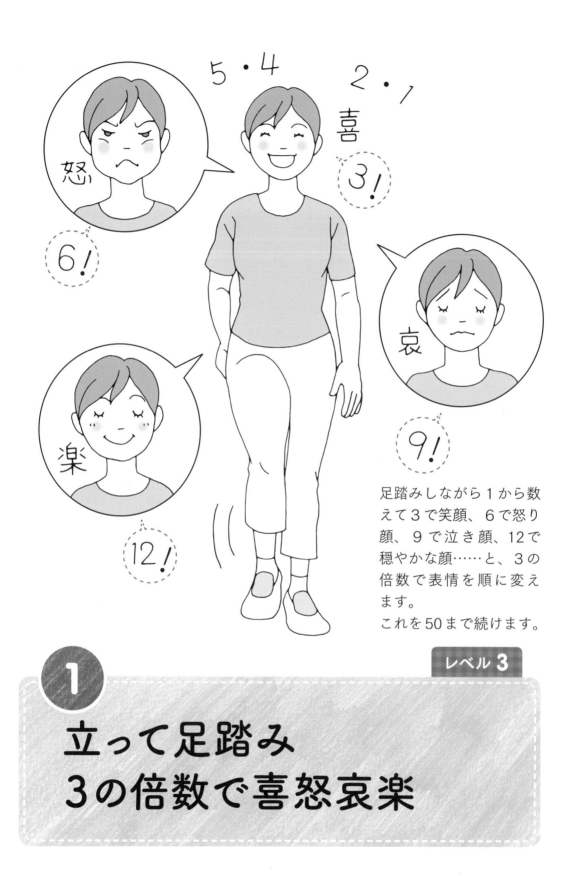

足踏みしながら1から数えて3で笑顔、6で怒り顔、9で泣き顔、12で穏やかな顔……と、3の倍数で表情を順に変えます。
これを50まで続けます。

レベル3

1 立って足踏み 3の倍数で喜怒哀楽

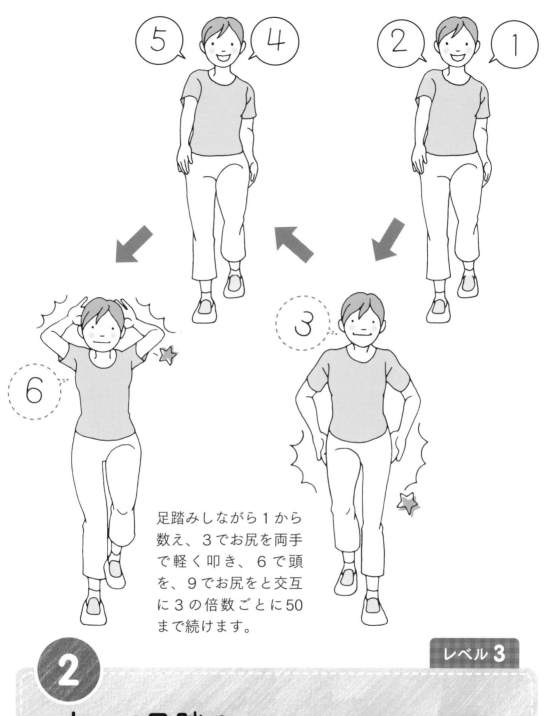

足踏みしながら1から数え、3でお尻を両手で軽く叩き、6で頭を、9でお尻をと交互に3の倍数ごとに50まで続けます。

レベル3

2 立って足踏み 3の倍数でお尻をポン！ 頭をポン！

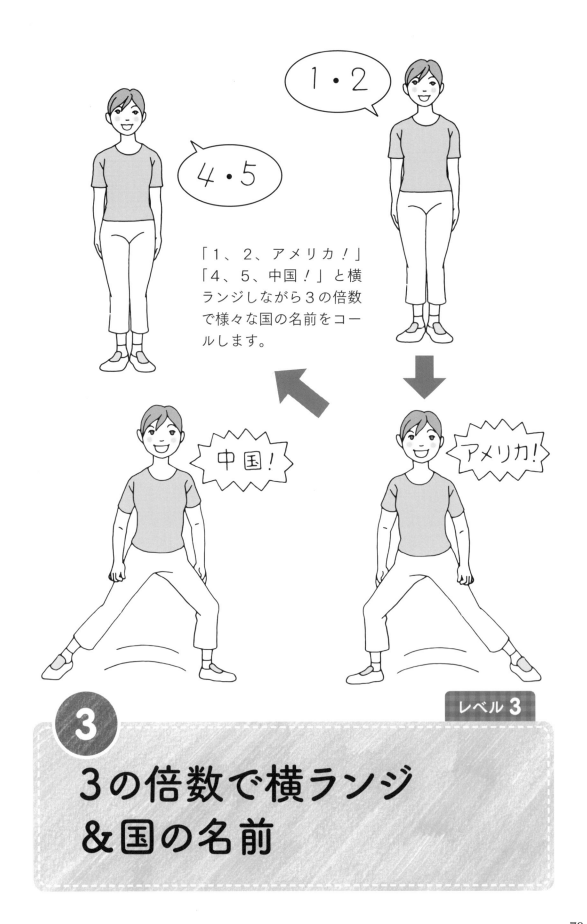

3 3の倍数で横ランジ&国の名前

レベル3

「1、2、アメリカ!」「4、5、中国!」と横ランジしながら3の倍数で様々な国の名前をコールします。

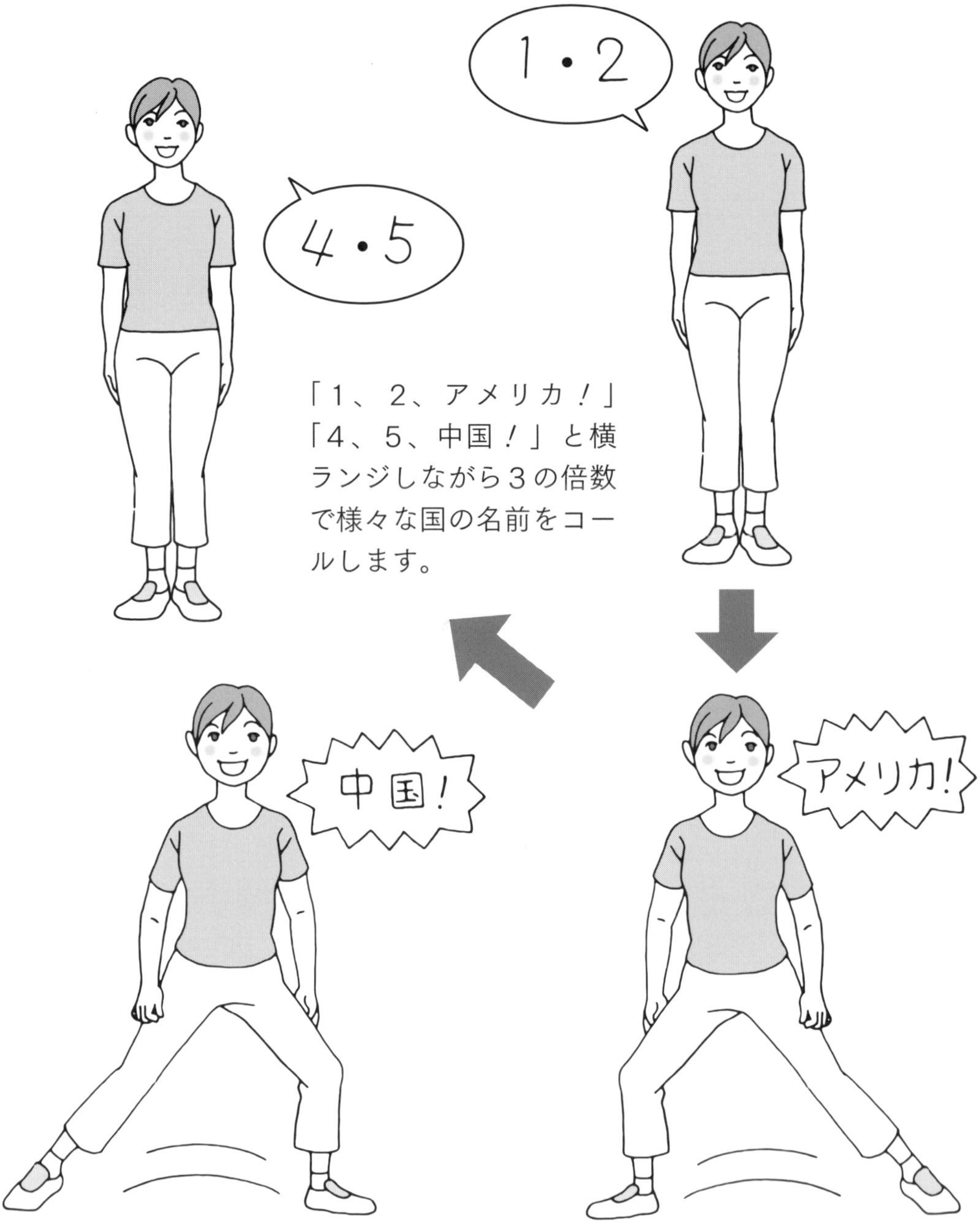

column

コグニサイズを「自分流」にアレンジしよう

コグニサイズは、「必ずこう動き、何回行うべし」というものではなく、体力や体調に合わせて「自分流」を作り出せる体操です。そのアレンジを工夫することも、良い脳トレになるでしょう。

初心者の方や運動に慣れない方は、無理をせず「100回を50回に減らす」など、ハードルを下げましょう。ただしその際も「少し汗ばむ」程度の運動強度を保つことは忘れずに。

逆に、慣れてきたら難度をアップさせましょう。

一番簡単な方法はスピードを上げること。足踏み・バンザイ・指ワイパーなどを速く行えばよりハードになります。

脳を鍛えたいなら、「数」を変えるのがおすすめです。「3の倍数を7の倍数に」「100から引き算を7ではなく6にする、あるいは90から引く」など、色々考えるのも楽しいでしょう。

動きも計算も、覚えてしまって自動的にできるようになるとトレーニング効果が下がってしまいます。「だんだん慣れてきたかも?」と思うたびに変化させ、チャレンジし続けましょう。

column

運動強度の「かんたん把握法」

38ページで、心拍数で運動強度を割り出す計算式についてお話ししました。一方、「あそこまで正確でなくていいから、簡単に把握したい」場合は、「Borgスケール」が便利です(下の表参照)。

「左の数字×10」が、運動直後の心拍数に当たります。たとえば7×10＝70なら「非常に楽な運動」だということ。コグニサイズでは、13＝「ややきつい」を目指しましょう。ただしこれは温度など外的環境の影響で変動するので、あくまで「大まかな目安」です。

いずれの場合も、「おしゃべりしながら一定時間運動できて、汗ばむ程度」という感覚を意識するのがベストといえるでしょう。

Borgスケール

6	
7	非常に楽である
8	
9	かなり楽である
10	
11	楽である
12	
13	ややきつい★
14	
15	きつい
16	
17	かなりきつい
18	
19	非常にきつい
20	

3章

認知症を予防する脳活性生活術

「コグニライフ」で運動以外のときも脳を活性化させよう

日常の中に、頭を鍛えるチャンスあり

「脳トレしながら体操」コグニサイズを実践してみて、いかがでしたか？　体と頭を同時に動かす面白さを実感できたのではないでしょうか。

3章ではその視点をさらに広げ、「コグニサイズ的な生活」についてお話しします。

コグニサイズで運動をする時間は、24時間のうちごく一部です。そうした「運動のための時間」だけではなく、日常のあらゆる場面を、体と脳を動かす機会として活用することが大事です。生活全体を「認知症予防のチャンス」と捉《とら》える「コグニライフ」を意識しましょう。

「健康行動」は連鎖する

心身に良い作用をもたらす活動を意識的に実践することを、「健康行動」といいます。

健康行動は、一つ始めると連鎖していく特性があります。

コグニサイズという健康習慣を一つ持つと、脳と体を健康にしたい、という意識がより高まるはず。すると、「脳と体に良い食事をしたい」「脳と体に良い趣味や交流をしてみたい」という意欲が生まれます。それを推進し、やがて生き方全体が健康で活動的なものになっていけば、それこそ理想的なコグニライフといえます。

自分に「問題」を出してみよう

コグニライフの実践は、小さなことから始められます。家事や買い物中、電車や徒歩での移動中、いつでも脳を働かせてみましょう。

たとえば「すれ違った車のナンバーを暗記する」「買い物しながら金額を足し算する」「二日前の夜に何を食べたか思い出してみる」など。

毎日行う作業の段取りを良くする工夫も、コグニライフの一環です。

「丁寧に、かつスピーディに、かつラクに掃除をするには？」「午前中に用事を全部済ませてしまうには？」というように、頭の中で問題を出してみましょう。

自分で編み出したアイデアによって生活が効率的になれば、達成感や満足感もアップします。

コグニライフを運動の入口にしてもOK

「コグニサイズからコグニライフへ視野を広げよう」といいましたが、その逆でも構いません。

いきなり運動を始めるのは少々おっくうだと感じる方は、まずコグニライフから入って、身近な題材で頭の体操をしましょう。

「それでは体の運動ができないのでは？」と思われるかもしれませんね。

そこで、次のページからご紹介するコグニライフの具体例では、第一に「歩くこと」をおすすめしています。毎日歩くことをコグニサイズの入口にするのもおすすめです。

どこから始めるにしても、行いながら「感じる、考える」ことが脳の元気のモトです。五感を活用して、認知機能の活性化を図りましょう。

日常生活で気をつけたいこと①

歩く機会を増やす

「歩く」ことは一番簡単な運動！

コグニサイズの時間だけでなく、生活全体で運動量を増やすことが大切です。

その一番簡単な方法が、歩くことです。道具も要《い》らず、場所を選ばず、しかも思い立ったときにいつでも実践できます。

「外出」という活動と組み合わせられるのもメリットです。

家の中や自分の部屋に引きこもることが認知症の入口になりやすいことは、1章で述べた通りです。外を歩くことで、単調になりそうな毎日に彩《いろど》りを添えましょう。

運動効果の高い歩き方を

毎日20分ほど、歩く時間を決めて外に出る習慣をつけましょう。

その際は、良い歩き方を意識すること。背筋を伸ばし、かかとで着地して、親指のつけ根に向かって重心移動。加えて腕を前後に振ると、歩幅が広がって高い運動効果が得られます。ときどき早足になるなどの変化をつけるとなおベター。ペットボトルの水を持参して、こまめに水分補給することも大事です。

後はただ「楽しむ」のが一番です。外気や風景を満喫し、心身共にリフレッシュしましょう。

日常生活で気をつけたいこと②

車のナンバー四ケタを足し算する

四つの数字で暗算を

外を歩いているとき、目に入る車のナンバープレートを頭の体操に活用してみましょう。四ケタの数字を「暗算の問題」に見立てて、四つの数字を足し算。たとえば「35－42」なら、3＋5＋4＋2＝14です。

一ケタの数字を足すだけでは簡単過ぎる、という場合は3×5と4×2を足す、など二ケタの暗算にもトライしてみましょう。

なお、暗算時はつい視線が真上や斜め上に向きがちですが、これは事故やケガのモトになりますので、視線はしっかり前に向けておきましょう。

応用編・「二ケタ引き算」

さらにレベルアップさせて、左の二ケタから、右の二ケタを引き算するのも良い方法です。「35－42」の場合右二ケタのほうが大きい数値なので、「マイナス7」という答になりますね。右から左を引く、ひとひねりある暗算問題を楽しめます。

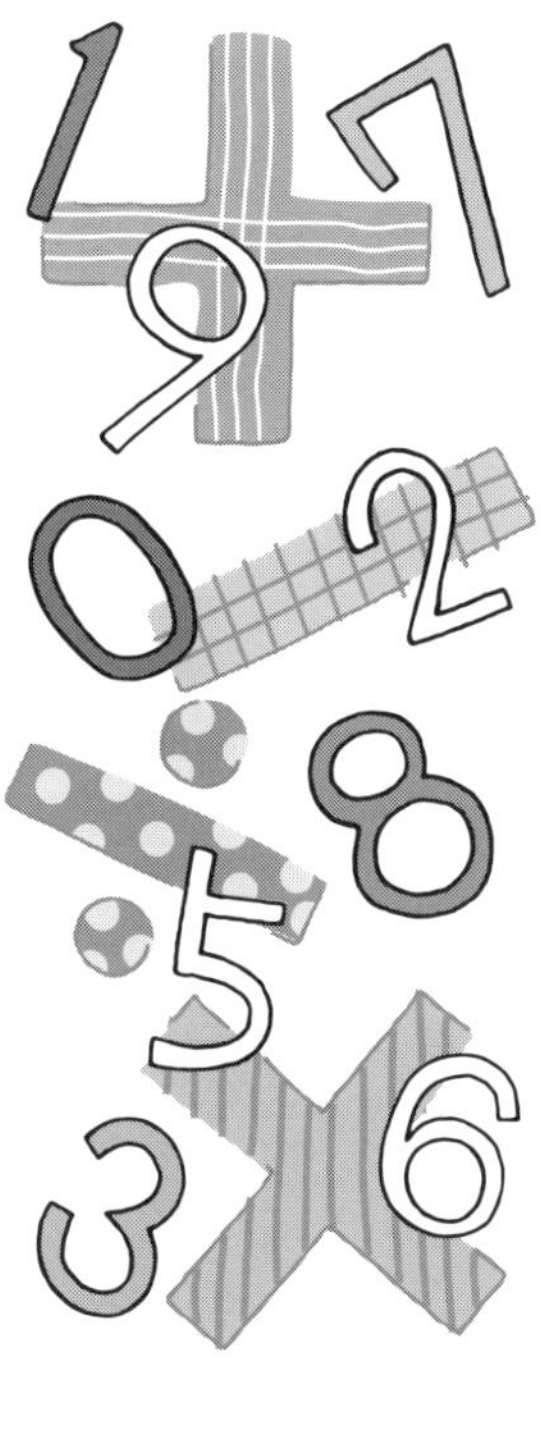

日常生活で気をつけたいこと③

今日の買い物を3千円ぴったりで買ってみる

消費税の端数もきっちり暗算

スーパーで食材や日用品を選んでカゴに入れているとき、合計額がいくらになるか、予測していますか？

「大体これくらいだろう」と思っていたら、思ったよりずっと多かった――ということがよくある人は、暗算脳を磨くチャンスです。

一つひとつ値段を確認し、頭の中で足し算。消費税の端数まできっちり計算するのは大変ですが、それだけ脳は鍛えられます。「3千円以内に収める！」というように決めて計算すれば、節約効果も高まりそうですね。

レジで「正解」を出せたら勝ち！

慣れてきたら「3千円以内に」をもう一段レベルアップして、「3千円ぴったりになるように買う」にもチャレンジしてみてください。

消費税の1の位をいかに0にするか、といった工夫も加わってさらに脳が活性化します。

肉・魚のコーナーは重さによってパックごとに金額が違うので、調整しやすいポイントになるでしょう。

正解はもちろん、レジで確認。ぴったり3千円になったら「勝ち」の気分を味わいつつ、お札だけのシンプル会計を済ませましょう。

日常生活で気をつけたいこと④

おとといの夕飯を思い出す

「思い出す努力」で記憶力が上がる

「おとといの晩、何食べた?」と聞かれて、すぐに答えられる人は少ないでしょう。毎日何を食べているか、人は意外と早々に忘れてしまうものです。だからこそ、それを思い出すことがトレーニングになります。記憶の力は、「忘れかけたことを思い出す」という作業によって、効果的に鍛えられるのです。

今朝《けさ》食べたもの、ゆうべ食べたもの……とさかのぼるもよし、「おとといは水曜だから特売の肉を使ったのよね」と出来事からたどるもよし。自分なりの方法で記憶を掘り起こしましょう。

応用版・「おととい着た服」

レベルアップさせたいときは、「三日前」「一週間前」というように、さらに過去へとさかのぼってみましょう。または「おととい着た服」などテーマを変えるのも良いでしょう。上着や下着、スカート、靴下まで細かく思い出しましょう。外出時に履いた靴や、マフラーまたはスカーフ、時計などの小物まで思い出せればさらにベターです。なお、ここで「私、いつも同じような服だわ」と思ったら、別のコーディネートを考えてみましょう。装いを変えると気分がパッと華やぎます。

日常生活で気をつけたいこと⑤

認知症に良さそうなメニューを覚える

次の「脳に良い食事10種」を1分眺めて、15分間別のこと(体操など)をした後、何個思い出せますか? 60代なら5個以上で合格です!

1分 眺めて下さい

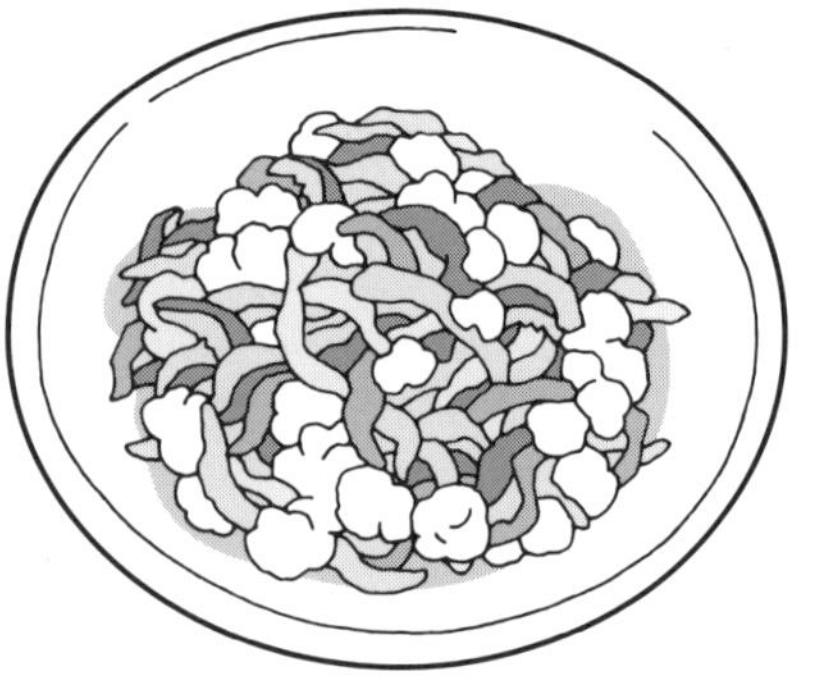

甘酒炒り豆腐

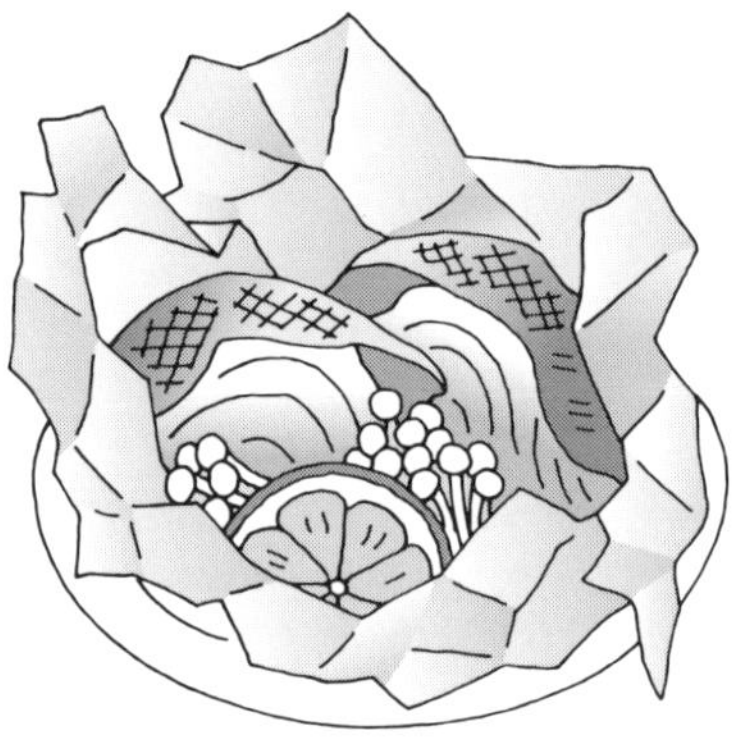

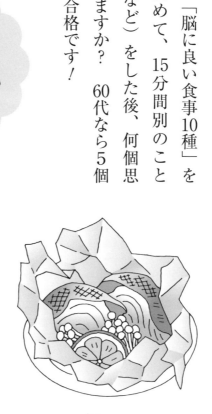

鮭のマヨ味噌ホイル焼き

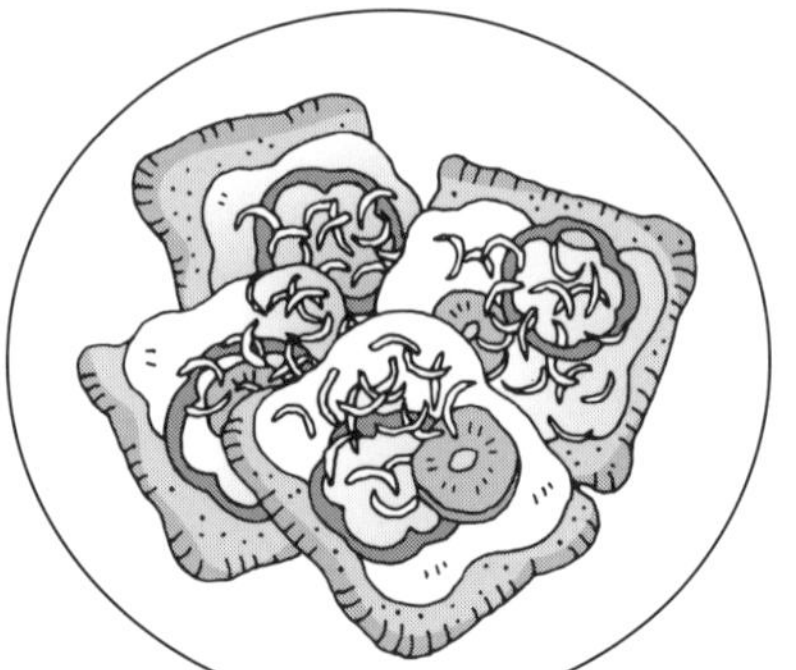

しらすの油揚げピザ

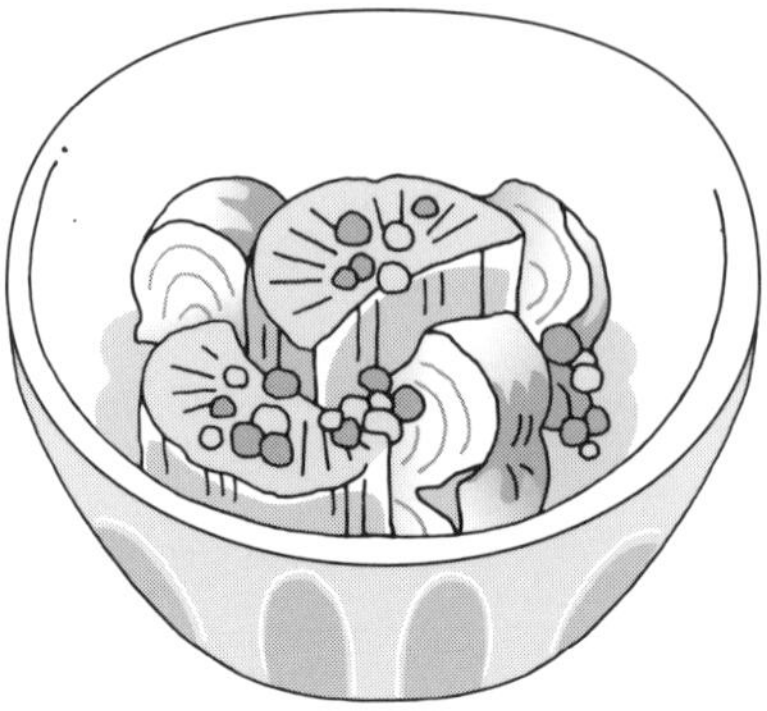

サバ缶と大根の甘麹煮

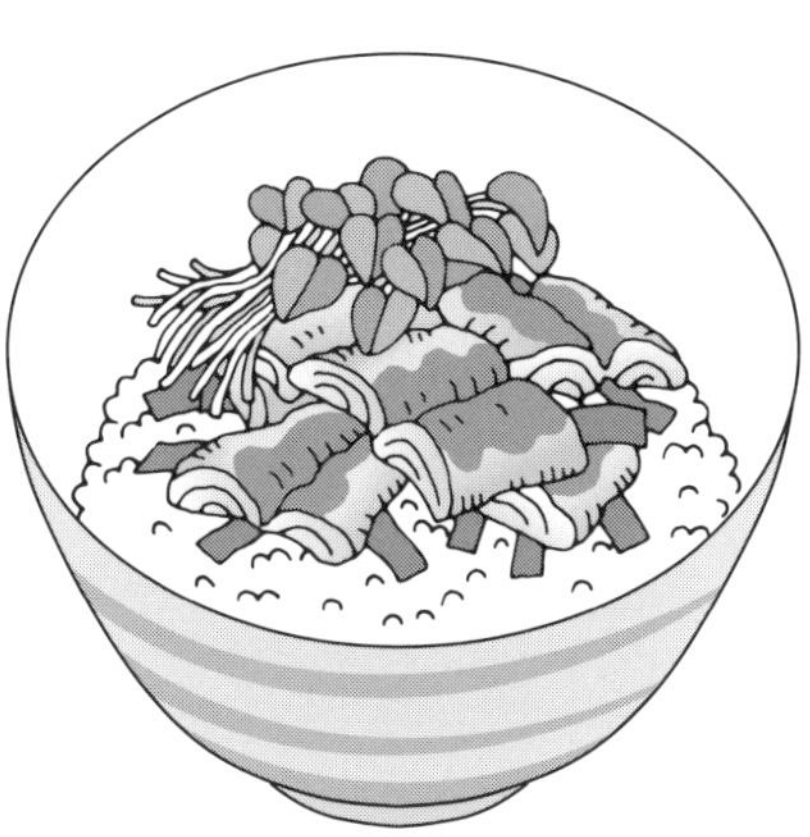

アジのかば焼丼

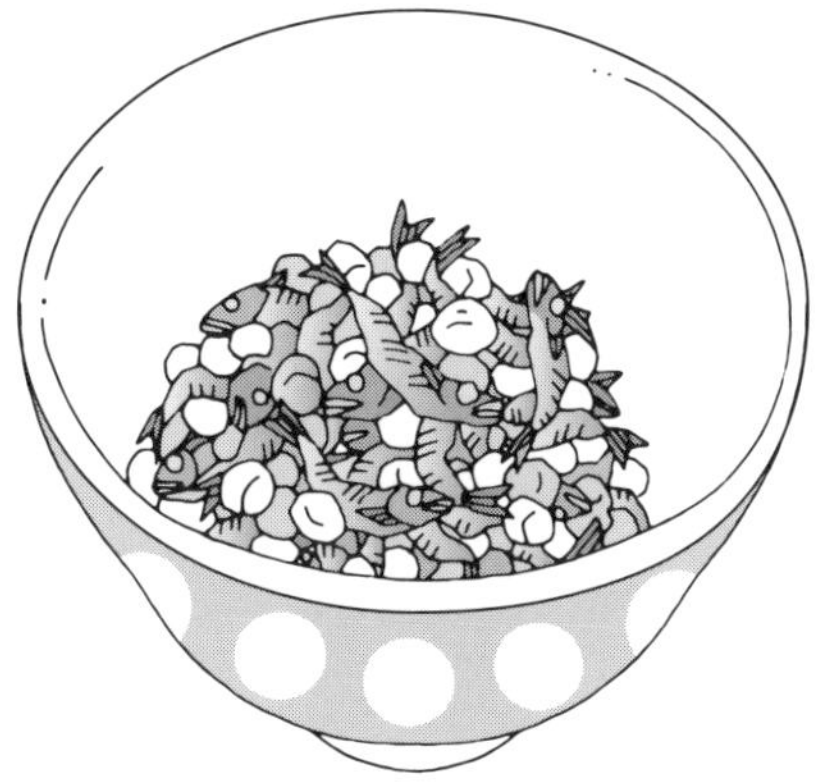

くるみの田作り

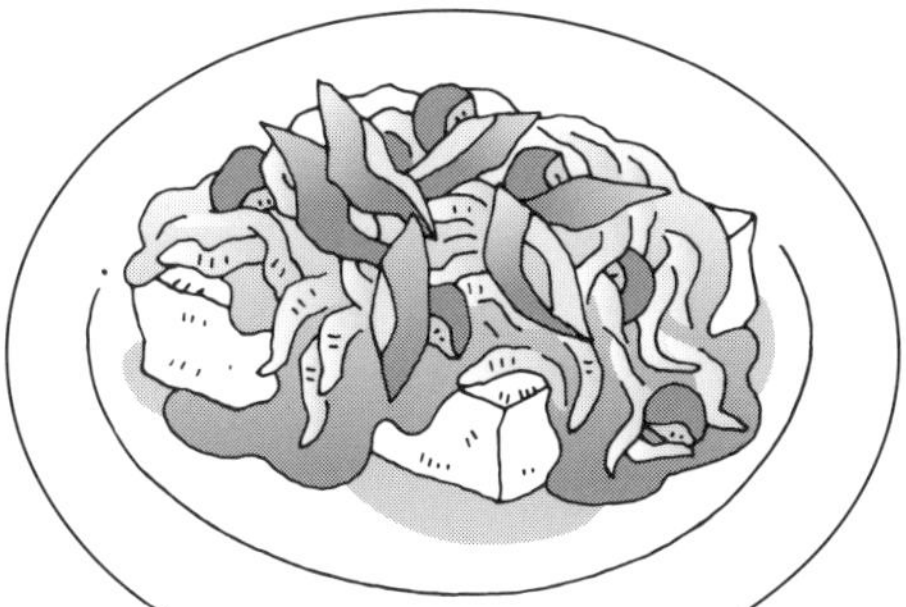

豆腐ステーキ
トマトカレーあん

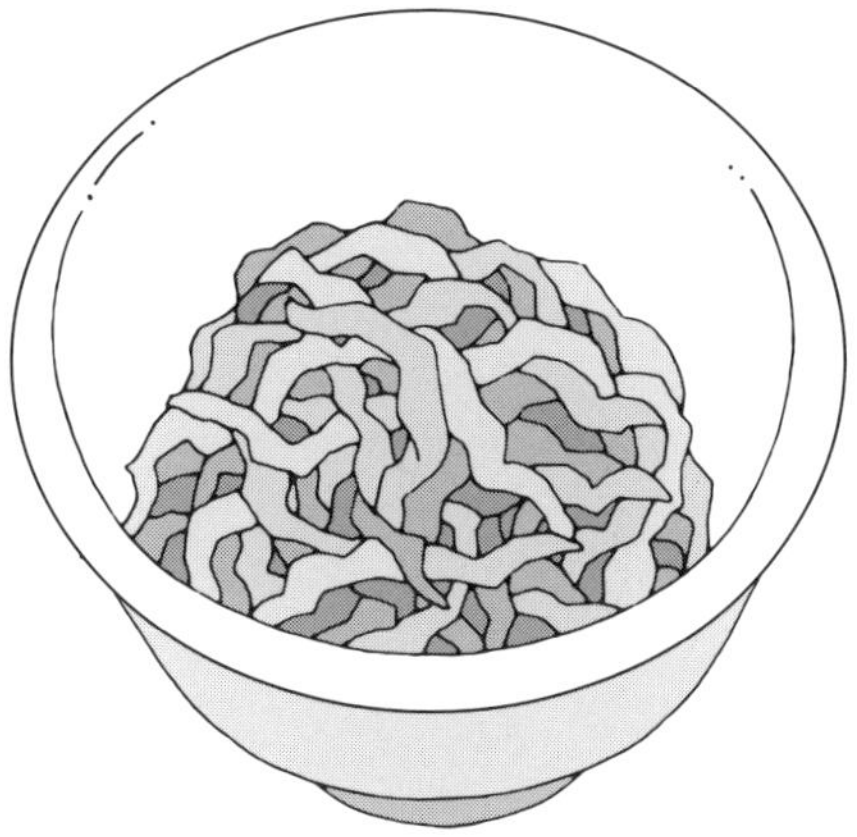

にんじんラペ

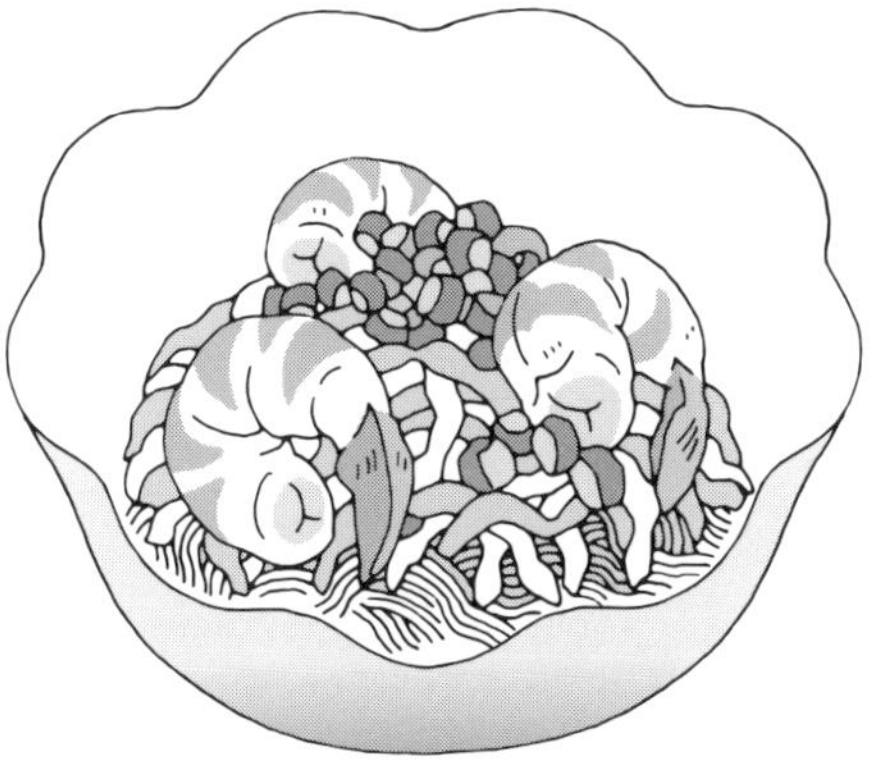

えびと大根の
春雨サラダ

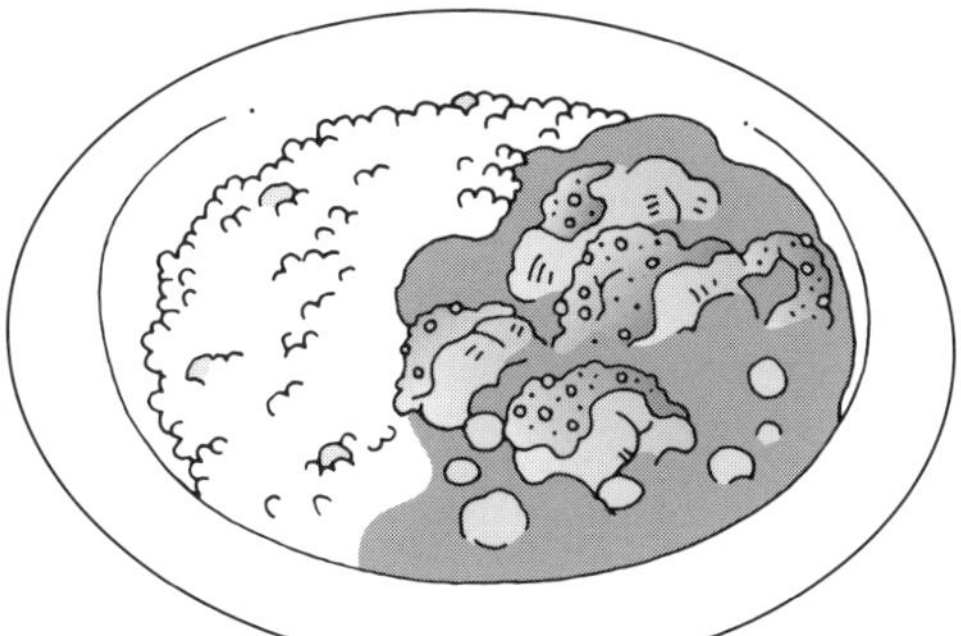

鶏肉の甘酒カレー

（『食事を変えれば脳が変わる！認知症予防レシピ』舘野真知子、ＰＨＰ研究所より）

日常生活で気をつけたいこと⑥

抗酸化野菜と果物を覚える

抗酸化作用の高い食材を覚えておくと料理のとき役立ちます。1分眺める→15分間体操→記憶をチェック。こちらも5個以上で合格。

1分
眺めて下さい

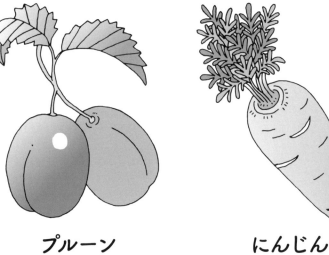

プルーン

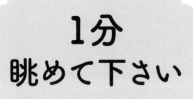

にんじん

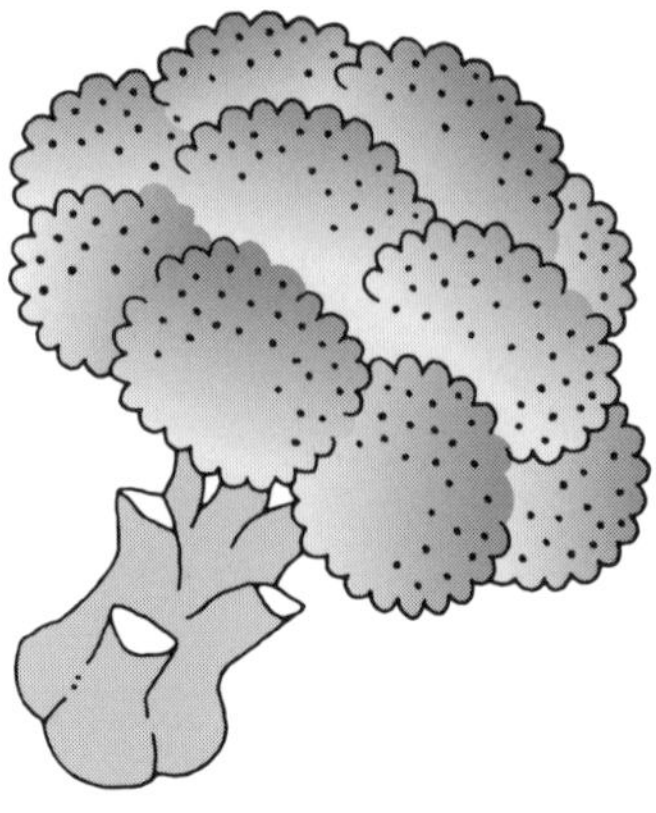

ブロッコリー

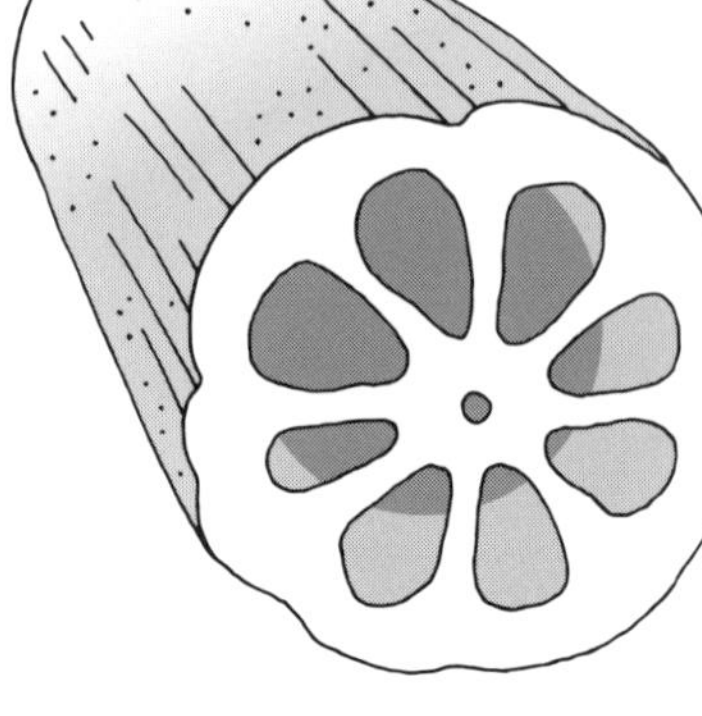

れんこん

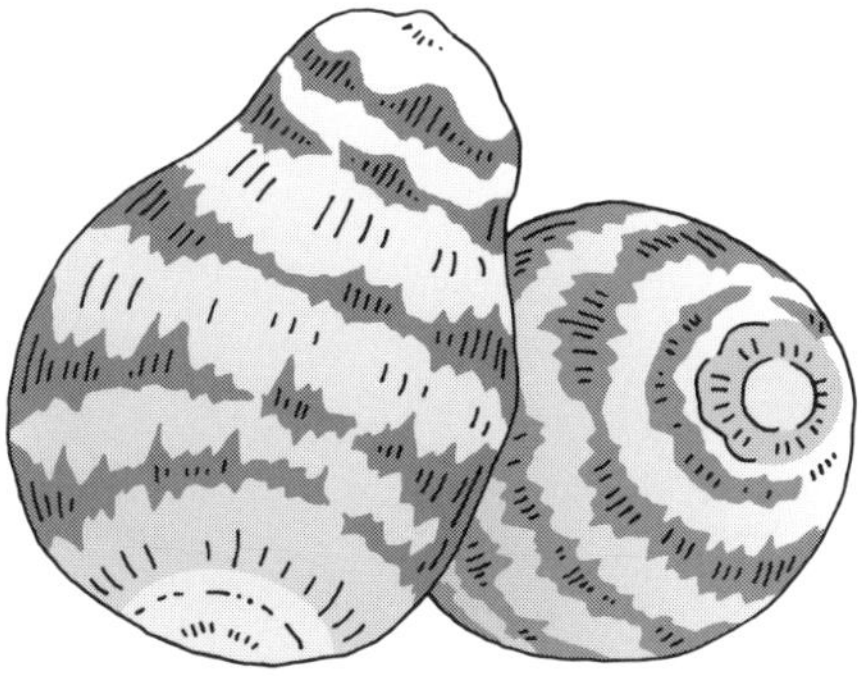

里芋

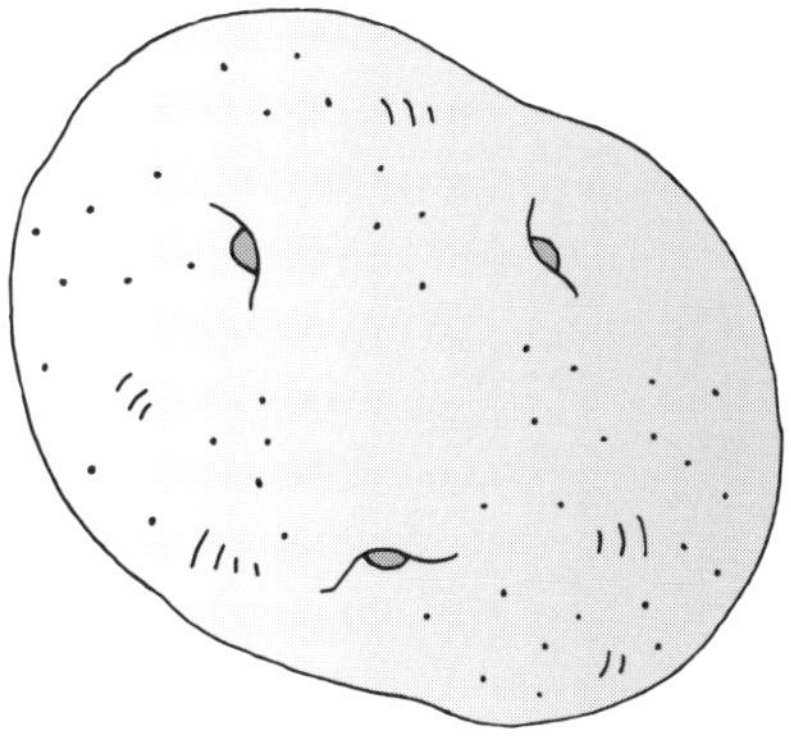

じゃがいも

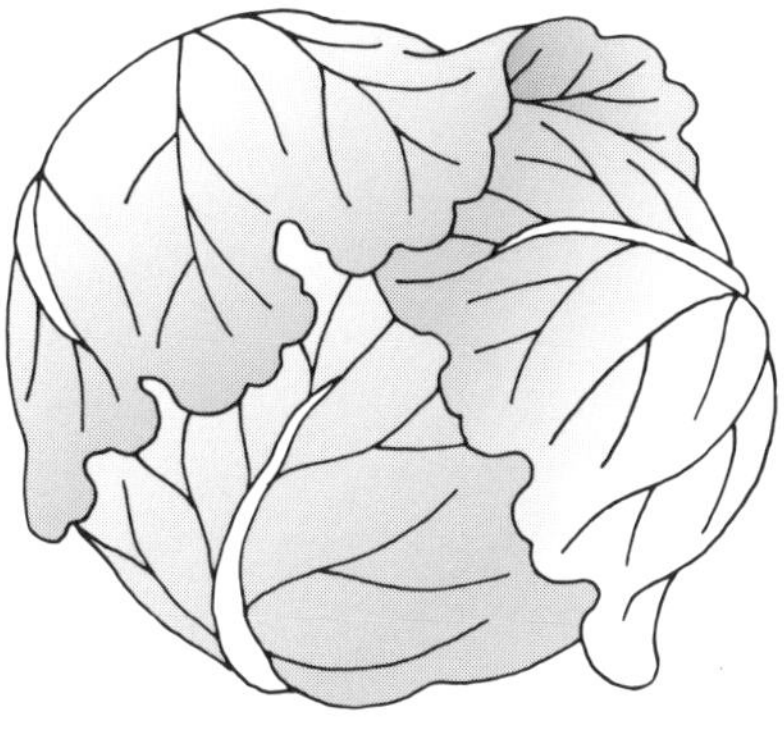

キャベツ

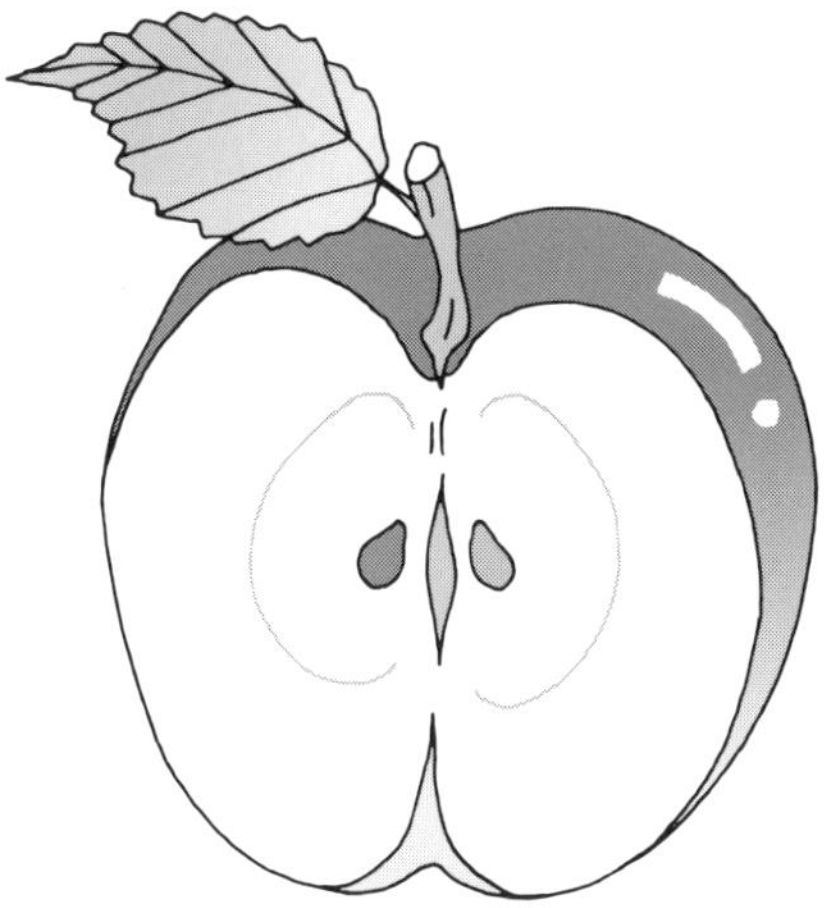

りんご

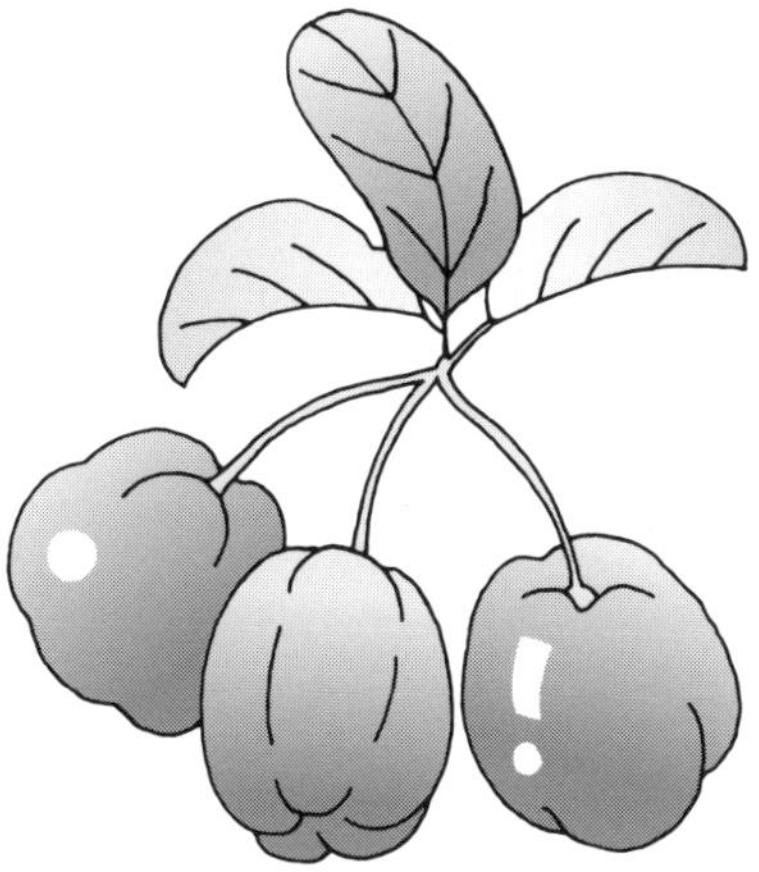

アセロラ

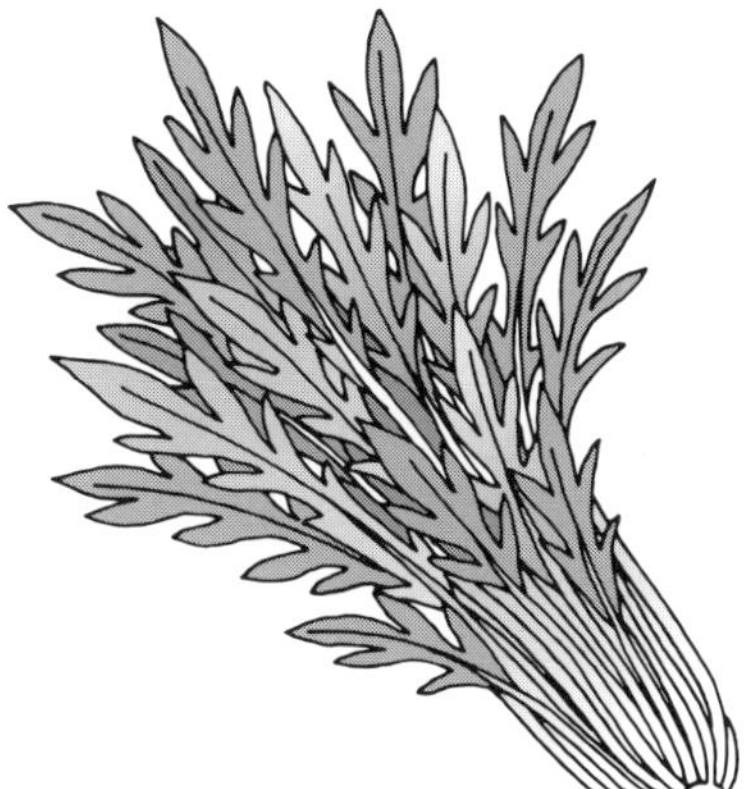

水菜

日常生活で気をつけたいこと⑦

魚を摂り味噌汁を欠かさずに

具だくさん味噌汁で生活習慣病を撃退

認知症予防効果の高い食事を摂るなら、一汁三菜＝汁物一品とおかず三品の和食がもっとも適しています。

とくに「一汁」にあたる味噌汁は欠かさず摂りたいところ。味噌は抗酸化力を強める発酵食品であり、味噌に含まれる「コリン」は、脳の神経伝達物質であるアセチルコリンの材料にもなります。味噌汁の塩分が気になる方は、「具だくさん」にすることで解決できます。野菜やきのこをたっぷり入れれば塩分摂取量も少なくなり、生活習慣病予防の効果も増します。

魚のＤＨＡで脳神経が活性化

副菜も、意識して野菜を多く取り入れましょう。洋食でドレッシングたっぷりの生野菜サラダを食べるより、「おひたし」一品のほうがカロリーが少なく、摂れる野菜の量もはるかに上です。そして和食の最大のメリットは、魚を食べる機会が増えること。サバやイワシやサンマなどの青魚の脂に含まれる「ＤＨＡ」には脳神経の働きを促進させる効果も。青魚をよく食べる人はアルツハイマー型認知症にかかりにくいというデータもあります。一日三食のうち、一食は魚メインの食事にすると良いでしょう。

日常生活で気をつけたいこと⑧

料理をいつもの時間マイナス10分で作る

調理作業は最高のマルチタスク

料理は、脳を活性化させるのにとても適した作業です。

日々バラエティに富んだメニューを考え、そのための食材を揃え、調理中は数々の作業を同時に進める「マルチタスク」を行い、きれいに盛りつけて、体と脳に良い食材を味わう。まさに、毎日できる認知症予防です。

日ごろ料理を面倒だと思っている方も、ここはひとつ「脳トレの絶好の機会」と捉えましょう。するとと「いかに効率よく料理するか」など、頭を働かせる工夫や発想も湧いてきます。

マイナス10分で段取り力強化

いつも調理にかかっている時間を「10分減らせないか」と考えてみましょう。40分なら、30分で作ることにトライするのです。

ただし「急ぐだけ」ではなく、お皿を割ったり包丁で手を切ったりしないように、あくまで作業を効率化することを重視して下さい。

たとえば「味噌汁の出汁《だし》をとっている間に具を切っておく」。もう一歩進んで、「日ごろから味噌汁用の野菜は切って冷凍しておく」のも良いアイデア。手に取りやすい場所に調理器具を配置する、といった工夫もできそうです。

日常生活で気をつけたいこと⑨

自分の財布にある金額を当てる

小銭の数までイメージできますか？

今、財布にいくらお金が入っているか、見当がつきますか？

これも記憶力を高めるトレーニングになります。現在の手持ちの金額を考えるには、「直近でいつＡＴＭに行ったか」「そこでいくら引き出したか」「それ以降、何を買ったか」など数日間の記憶を引き出さなくてはならないからです。

おそらく「お札の枚数ならだいたいわかる」という方が多いでしょう。では、小銭はどうでしょうか。何円硬貨が何枚入っているかによって、金額はかなり違うので、なかなか難問ですね。

節約意識も高まって一石二鳥

もちろん、最初からぴったり正解を出せなくても構いません。頭の中で考えるだけでも、脳には良い刺激になります。

実際に確認して、「正解」との間のズレを実感すれば節約意識が高まり、無駄遣いも防止できるでしょう。

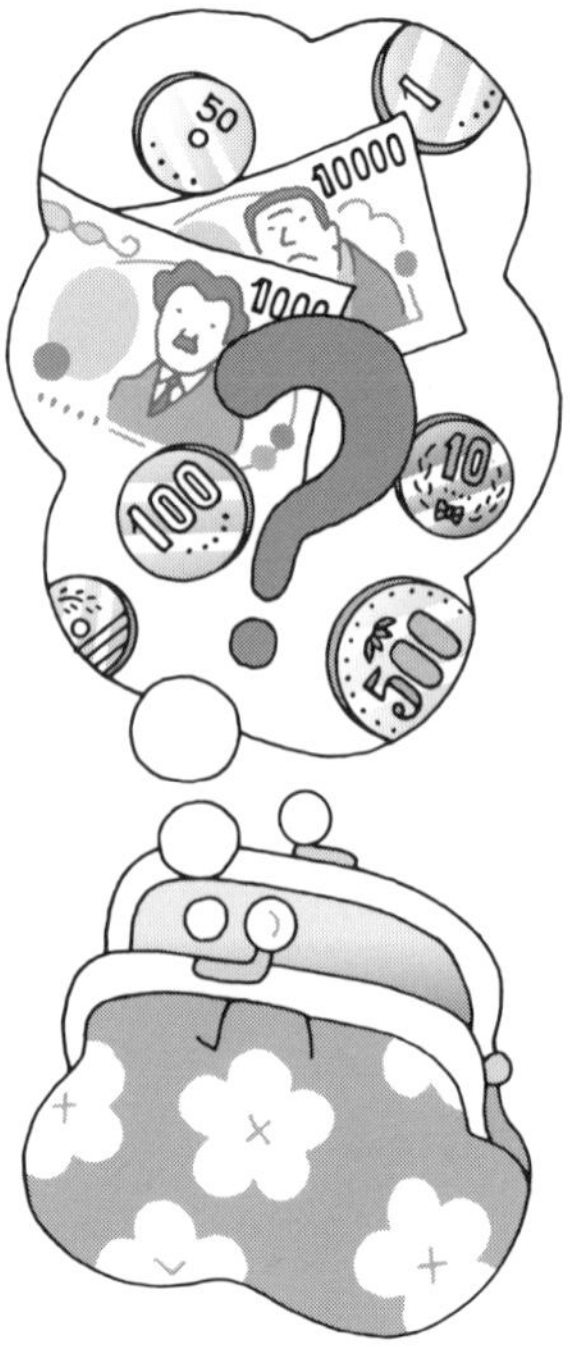

日常生活で気をつけたいこと⑩

運転を続ける

運転できれば外とのつながりを保てる

車の運転は脳をさかんに使う作業です。アクセル、ブレーキ、ハンドルの操作はもちろん、前方や後方に注意を払ったり、交通標識を確認したりすることで脳に絶え間なく刺激が送られます。狭い場所への駐車など、テクニックを必要とする場面では空間認識力も鍛えられます。

加えて、車を運転することにより活動範囲が広がるのも利点です。

様々なところに出かけて色々なものを見て、行く先々で人と交流できる――車は「外とのつながり」をサポートしてくれるツールなのです。

「卒業」のときも脳トレのチャンス

運転に自信のある間は、大いに車に乗ることをおすすめします。しかし反面、近年は高齢者の交通事故も増えています。ヒヤッとすることが増えたら、いさぎよく免許を返納しましょう。

ただしその際も「ただやめる」のではなく、頭を働かせる機会として活用。一定期間、車のない生活を体験してみて「ここならバスや電車で行ける」「ここは無理」などと整理しましょう。家族や友人とも相談し、活動範囲が狭まらない方法を考えましょう。こうした「現実の生活上の課題解決」は、もっとも有意義な脳トレになります。

日常生活で気をつけたいこと⑪

二日前思い出し日記をつける

「最近のこと」は忘れやすい

日記をつける習慣のある方は多いでしょう。これを少しアレンジして、ハードルを高めたものが「二日前思い出し日記」です。

二日前に何があったか、すぐ思い出せますか？「少しだけ過去に起こったこと」は、記憶力が衰えると消えやすくなる部分です。「昔のことは覚えているけれど、最近のことは忘れっぽくなる」というよくある現象は、脳の老化の兆《きざ》しです。

日記をつけている方は日記を開かずに、二日前がどんな一日だったかを思い出して、書き出してみましょう。

運動の欄はコグニサイズの記録に活用

どんなコグニサイズを行ったかを記入した上で「同じ運動が続いているからレベルアップしてみよう」など、挑戦しましょう。

◆記入例

今日は 4 月 1 日 2日前は 3 月 30 日	
何があったか	孫が遊びにきた
何を食べたか	朝食：鮭の塩焼き　まめごはん 昼食：天ぷらそば 夕食：すきやき
どんなニュースがあったか	75歳以上、43道府県で2割超 2045年の人口推計
運動	対角でバンザイ 座ったまま足踏み 散歩

今日は　□ 月 □ 日 2日前は　□ 月 □ 日	
何が あったか	
何を 食べたか	
どんな ニュースが あったか	
運動	

日常生活で気をつけたいこと⑫

英語の歌を聴いてわかる単語を探す

好きな音楽は脳を元気にする

エルヴィス・プレスリー、ビートルズ、カーペンターズなど、若いころに洋楽のヒットナンバーを楽しんで聴いた方は多いはず。洋楽に興味のなかった方も、「これは聴いたことのあるメロディだ」という曲がいくつかあるでしょう。

そんな曲を、もう一度聴きなおしてみましょう。音楽を聴くと感情が刺激を受けて脳が活性化します。懐かしい歌や好きな歌ならば、さらに気持ちが高まります。

そこに「脳トレ」の要素もプラスしましょう。そのコツは、歌詞の英語に集中することです。

まずはわかる単語だけ書いていこう

英語を全部聴き取る必要はありません。紙に聴き取れる英単語を断片的に書き出すだけで十分です。「love」「can」「much」など、ごく簡単な言葉だけでも拾い出しましょう。

一歩進んだバージョンとしては、「もしかしてこう言っているの?」と推測して英文を書く方法も。歌詞カードを見て正解と照らし合わせれば、本格的な英語の勉強にもなります。英語が得意な方なら、歌のスピードに合わせて本格的なディクテーション（書き取り）を。自分で書いた歌詞を見て一緒に歌えば楽しさ倍増です。

日常生活で気をつけたいこと⑬

本や新聞を足踏みしながら音読する

早口で、かつ正確に音読しよう

世の中の出来事への関心を持ち続けることもコグニライフの大事な要素です。新聞はその心強い味方。文字を読む習慣は思考力の支えになります。

音読するとさらに効果が期待できます。文字を見ることと声を出すこと、つまり「視覚と聴覚」を同時に動かすことで脳が活性化します。

音読の際は速いペースで、かつハッキリした声で、正確に読むことをルールにしましょう。このように「ちょっとハードルを上げる」のが、トレーニングのコツなのです。

足踏みは丈夫な家具のそばで

音読に慣れたら、運動を加えてレベルアップ。足踏みをしながら音読しましょう。

最初は足の動きに気を取られて報道の内容が頭に入ってこない、もしくは内容が気になって足の動きが止まる、といったことがあるでしょう。この双方をきちんとできるようチャレンジすることも脳トレです。

なお、両手がふさがった状態で足踏みするので、転倒にはくれぐれも注意。丈夫なテーブルなどのそばで行い、ふらつきそうになったらすぐ新聞から手を離してつかまりましょう。

日常生活で気をつけたいこと⑭

友人や家族の誕生日を思い出す

周囲の人の誕生日を書き留めておこう

周囲の人の誕生日を、すぐに思い出せますか？伴侶や子どもたちは思い出せても、親戚や友人となるとあやふや、ということもありそうですね。そんな相手がいたら、誕生日を聞いておきましょう。「親しい人の誕生日リスト」を20人ほど書き留めておき、20人分を思い出せるかどうか、折に触れチェックすると良いでしょう。

誕生日は、季節感を絡めると覚えやすくなります。「雪の降るころ」「お雛祭りの前後」「桜が散り始めるころ」など、その人が生まれたときの気候やイベントをイメージしましょう。

メッセージを送ればつながりが密に

親しい人の誕生日に、メッセージを送るとなお良いでしょう。きれいなカードに直筆でしたためるのも良いですし、もし筆不精な方なら、簡単なメール一本でも十分気持ちは伝わります。

年齢を重ねると、親しい友人同士でも会うチャンスは少しずつ減るものです。そんなときも、気軽にメッセージをやり取りする習慣があれば、つながりを絶やさずに済みます。

人との交流は、脳を健康に保つ上で多大な効果を発揮します。「誕生日リスト」を使えば少なくとも年間20回、そのチャンスが訪れます。

日常生活で気をつけたいこと⑮

親戚の住所や電話番号を思い出す

電話番号は「語呂合わせ」を活用

携帯電話が普及して以降、電話番号は「覚えていなくても大丈夫」なものになりつつあります。しかしコグニライフの視点で考えると、電話番号こそ記憶力を鍛えるのに最適な課題。数字は言葉と違ってストーリーを持たないので覚えづらく、そのぶん良いトレーニングになるのです。

親戚や友人などの電話番号を書き出し、5～10人分くらい暗記しましょう。

覚えづらいときは語呂合わせを活用。数字に言葉を当てはめて意味を持たせることで、記憶を掘り起こしやすくなります。

地名やマンション名もしっかり暗記

住所も電話番号と同じく、普段は忘れていてもさほど困らない情報です。細かい番地まで覚えていなくとも住所録を見れば書けますし、近年は年賀状を出すときも、パソコンに記憶させておいて印刷する人が多くなっています。

そんな時代だからこそトレーニングです。5～10人ほど暗記してみましょう。

番地は数字なので少々努力が要りますが、都道府県や市町村などの地名は覚えやすいはず。マンション名もなかなか凝ったネーミングが多く、「楽しみどころ」といえるでしょう。

おわりに

「脳トレしながら体操」するコグニサイズと、その考え方を日常生活に広げたコグニライフ。

認知症を未然に防ぐ、もしくは入口に立っても引き返せる究極のノウハウ、いかがだったでしょうか。まずは無理せず簡単なところから実践していただきたいと思います。

なおコグニサイズは、必ず本の通りにしなくてはならないわけではありません。「少し息がはずむ」「ちょっと難しい」と思う程度の運動をする、という基本さえ守れば細かな動きや回数は変えても構いません。むしろ「こんな風にしてみよう」と自分の頭で考えることが、より効果を大きくするコツともいえます。

コグニライフも、「計算しなくちゃ」「暗記しなくちゃ」などと義務感にとらわれるのではなく、あくまで楽しく行うことが大切。ですから「自分流」も随所に取り込みましょう。

ときには夫婦で、ときには友人と一緒に行うのもおすすめです。「歴史上の人物」を交互に言う、などのゲーム感覚が入ると盛り上がること確実です。「最近、物忘れが増えたかも」と悩んでいるお友だちを誘って、教えてあげても良いでしょう。人に教えることは最高の脳トレになります。

もちろん、一人でエンジョイするのも大いに結構。自分のペースで、自分に合ったメニューを選べる自由を満喫しましょう。

このように、コグニサイズとコグニライフは「楽しみながら」行うのがポイントです。楽しむからこそ長続きし、習慣化の先にこそ効果が出るのです。

「脳トレしながら体操」を通して毎日の過ごし方を変えれば、向こう30年、40年の人生も変わります。衰えない頭と体で、シニアライフを生き生きと過ごしましょう！

国立研究開発法人国立長寿医療研究センター老年学・社会科学研究センター長
島田　裕之

〈著者紹介〉

島田 裕之（しまだ・ひろゆき）

平成15年、北里大学大学院博士課程を修了（リハビリテーション医学）。東京都老人総合研究所研究員、Prince of Wales Medical Reseach Institute（Sydney, Australia）客員研究員、日本学術振興会特別研究員、東京都健康長寿医療センター研究所を経て現在、国立長寿医療研究センター老年学・社会科学研究センター長。専門領域はリハビリテーション医学、老年学。

高齢者の健康増進に関する研究を行っており、第10回社団法人日本老年医学会優秀論文賞、Geriatrics and Gerontology International Best Article Award などを受賞。

認知症予防や寝たきり予防を目指した高齢者の健康増進のための効果的なプログラムの作成と効果検証を実践し、日本医療研究開発機構や厚生労働省の研究班の代表研究者を複数務める。平成24年度介護保険制度改定にともなう認知症予防プログラムの改定、サルコペニアの定義に関する提言等に関与。

装　　幀　村田　隆（bluestone）
イラスト　よしのぶもとこ
編集協力　林　加愛
組　　版　朝日メディアインターナショナル株式会社

同時にやるから脳に効く！
「脳トレしながら体操」で認知症は防げる！

2019年6月19日　第1版第1刷発行

著　者　島田　裕之
発行者　安藤　卓
発行所　株式会社PHP研究所
京都本部　〒601-8411　京都市南区西九条北ノ内町11
〔内容のお問い合わせは〕教育出版部 ☎075-681-8732（編集）
〔購入のお問い合わせは〕普及グループ ☎075-681-8554（販売）

印刷所　凸版印刷株式会社

ISBN978-4-569-84467-1